JN256257

写真・検査結果・主訴から解く

目の疾患クイズ77

名古屋市立大学大学院医学研究科視覚科学准教授 **安川力** 編

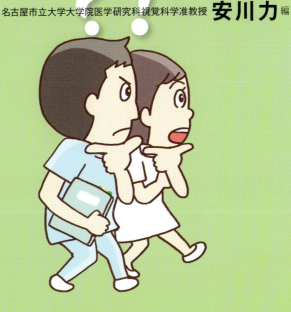

MC メディカ出版

外来診療で遭遇する代表疾患をここに集約！

　「眼科」と一言で言っても、眼瞼の病気、眼表面の病気、眼内の病気、目の奥（眼窩）の病気、視神経と脳内の病気と多岐にわたります。ですので、異物感や痛み、かゆみ、目やに、乾き目、涙目、かすみ、視力低下、視野異常など、主訴もさまざまです。新患の患者さんの病気を診断するときの最初の問診とまぶたや眼表面の観察は、その後の検査オーダーや緊急性の判断などに重要です。初期対応を誤ると不必要な検査を実施して治療が遅れたり、はやり目の患者さんが院内を移動することで院内感染のリスクを高めたりする恐れがあります。ドクター任せでなく、最初の問診はスタッフが行うことも多いため、主訴や目の状況から疾患を推測する力をしっかり身に付けておきたいところです。

　本書では、診断力アップの早道として、まず、眼組織の解剖を最初に学んだ後、実臨床で遭遇する代表疾患の写真（検査結果）と主訴とヒントをもとに診断名を答えるクイズ形式としました。難しい医書よりも、短時間で効率よく、重要ポイントが押さえられ、不正解であった疾患は読み返すことで習得できます。クイズ77を制覇して、明日の診療に役立つ力を身に付け、周囲のドクター、ナース、視能訓練士、スタッフも笑顔になれば、チーム医療の向上、間違いなしです。

　2018年2月

名古屋市立大学大学院医学研究科視覚科学准教授
安川力

Contents

編集・執筆者一覧

編集

安川力　　　名古屋市立大学大学院医学研究科視覚科学准教授

執筆者 (50音順)

芦苅正幸　　あしかり眼科院長　**Q37**

阿部早苗　　市立秋田総合病院眼科科長　**Q77**

荒木敬士　　兵庫医科大学眼科学教室助教　**Q59**

伊藤和彦　　国立病院機構名古屋医療センター眼科　**Q12、Q15**

井上智之　　多根記念眼科病院　**Q5、Q20**

臼井英晶　　名古屋市立大学大学院医学研究科視覚科学助教　**Q19**

江﨑雄也　　三重北医療センター菰野厚生病院眼科　**Q68**

大曽根大典　総合上飯田第一病院眼科　**Q31 〜 32**

大西陽子　　九州大学大学院医学研究院眼科学分野　**Q16**

岡崎一白　　千原眼科医院　**Q67**

小田由美　　林眼科病院　**Q65**

加地郁子　　名古屋市立大学病院眼科　**Q33 〜 34**

上水流真江　かみづる眼科副院長　**Q10 〜 11**

木村雅代　　厚生連高岡病院眼科医長　**Q50**

久保勝文　　吹上眼科院長　**Q70**

窪谷日奈子　あさぎり病院眼科医長　**①目の構造**

栗橋克昭　　栗橋眼科院長　**Q13**

桑山創一郎　大垣徳洲会病院眼科　**Q74**

芥子結香子　神戸大学大学院医学研究科外科系講座眼科学分野　**②付属器の構造**

佐々木藍季子　新潟大学医歯学総合病院眼科　**Q26**

篠島亜里　　Hôpital Lariboisière, APHP and Paris Diderot University／日本大学病院　**Q29 〜 30、Q38**

柴田真帆　　永田眼科　**Q6、Q75**

柴田優　　　名古屋市立大学大学院医学研究科視覚科学　**Q47**

正田千穂　　日本大学医学部視覚科学系眼科学分野　**Q71**

末継哲行　　十全記念病院眼科　**Q72**

杉田征一郎　眼科杉田病院　**Q44**

杉本昌彦	三重大学大学院医学系研究科臨床医学系講座眼科学講師	Q76
鈴木克也	名古屋市立大学大学院医学研究科視覚科学	Q39
鈴木識裕	大同病院眼科診療責任医師	Q64、Q66
髙瀬範明	名古屋市立大学大学院医学研究科視覚科学	Q49
髙村佳弘	福井大学医学部眼科学教室	Q46、Q51、Q53
田川茂樹	たがわ眼科クリニック院長	Q45
瀧本峰洋	林眼科病院	Q7
棚瀬真帆	博愛会病院眼科	Q24
近間泰一郎	広島大学大学院医歯薬保健学研究科視覚病態学（眼科学）診療教授	Q63
寺田裕紀子	東京都健康長寿医療センター眼科	Q60〜62
富安胤太	ＪＡ愛知厚生連豊田厚生病院眼科	Q54
豊川紀子	永田眼科副院長	Q17〜18
中村友美	済生会呉病院眼科	Q63
西脇晶子	にしわきアイクリニック院長	Q43
丹羽奈緒美	名古屋市立大学大学院医学研究科視覚科学	Q2、Q41
畑匡侑	京都大学医学部附属病院臨床研究総合センター網膜神経保護プロジェクト助教	Q57〜58
服部知明	川越あさひ眼科院長	Q3〜4、Q36
濱田怜	北海道大学大学院医学研究院眼科学教室	Q48
平野佳男	名古屋市立大学大学院医学研究科視覚科学講師	Q1、Q8
廣芝直子	なお眼科クリニック院長	Q69
藤代貴志	東京大学大学院医学系研究科感覚・運動機能医学講座眼科学助教	Q73
本庄恵	東京大学大学院医学系研究科感覚・運動機能医学講座眼科学講師	Q35
松田安世	名古屋市立大学病院眼科視能訓練士	Q27〜28
丸山和一	大阪大学大学院医学系研究科眼科学教室視覚先端医学寄附講座准教授	Q9
三木篤也	大阪大学大学院医学系研究科眼科学教室講師	Q42
水谷武史	名古屋市立東部医療センター眼科副部長	Q40
安田優介	名古屋市立西部医療センター眼科	Q25
山川めぐみ	常滑市民病院眼科	Q22〜23
山田雄貴	福井大学医学部眼科学教室	Q46、Q51、Q53
横井桂子	京都府立医科大学附属病院眼科	Q14、Q21
吉田ゆみ子	お花茶屋眼科副院長	Q52、Q56
渡辺五郎	弥生病院眼科	Q55

第1章

まずは解剖を知ろう

① 目の構造

あさぎり病院眼科医長　窪谷日奈子

● 眼球の構造

眼球の構造について、図1、表1に示します。

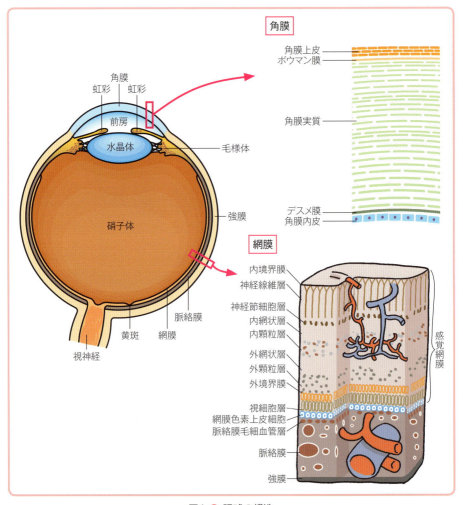

角膜

- 角膜上皮
- ボウマン膜
- 角膜実質
- デスメ膜
- 角膜内皮

（眼球断面図）

- 角膜
- 虹彩
- 虹彩
- 前房
- 水晶体
- 毛様体
- 強膜
- 硝子体
- 脈絡膜
- 黄斑
- 網膜
- 視神経

網膜

- 内境界膜
- 神経線維層
- 神経節細胞層
- 内網状層
- 内顆粒層
- 外網状層
- 外顆粒層
- 外境界膜
- 視細胞層
- 網膜色素上皮細胞
- 脈絡膜毛細血管層
- 脈絡膜
- 強膜
- 感覚網膜

図1 ● 眼球の構造

表1 ● 眼球の構造

外膜	角膜、強膜
中膜（ぶどう膜）	虹彩、毛様体、脈絡膜
内膜	網膜、視神経
内容物	水晶体、硝子体、房水

● 外膜

1）角膜

角膜は前部中央にある透明な無血管組織で、5層から成ります。角膜上皮は再生能力があり、重層扁平上皮です。角膜内皮細胞は再生しない六角形の細胞で、ポンプ機能で角膜を透明に保ちます。

2）強膜

強膜は眼球の形状を保ち、眼球内容を保護します。

● 中膜（ぶどう膜）

1）虹彩

虹彩は毛様体の前方に連なり、光の量を調整します。虹彩中央部の空間を瞳孔といいます。

2）毛様体

毛様体は虹彩と脈絡膜の中間に位置し、水晶体を輪状に取り巻きます。房水を産生し、弛緩、収縮することで水晶体の厚みを変え、ピントを合わせます。

3）脈絡膜

脈絡膜は強膜と網膜の間にある血管と色素に富んだ膜です。網膜外層に栄養を与え、瞳孔以外から網膜に光が入ることを防ぎます。

● 内膜

1）網膜

網膜は眼球のいちばん内層で、カメラのフィルムにあたります。10層から成ります。網膜の中心部は視力のために重要な部分で黄斑といいます。網膜内層はなく、特殊な構造をしていて、周囲の網膜より薄くなっています。

2）視神経

視神経は網膜で受容した刺激を視中枢に伝えます。

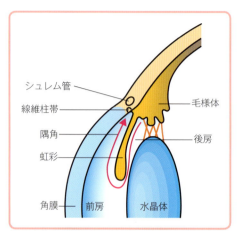

図2 ● 房水の流行経路
矢印部分が房水の流れである。

● 内容物

1）水晶体

水晶体は虹彩のすぐ後ろにある凸レンズ状の透明体で、光を屈折させます。

2）硝子体

硝子体は眼球内容を占める無血管の透明なゼリー状組織で、眼球の形を保ち、外力による変形に抵抗します。

3）房水

房水は眼球を満たす液体で、毛様体で産生されます。角膜、水晶体などの無血管組織に栄養を補給し、眼球内圧（眼圧）を一定に保ちます（**図2**）。

② 付属器の構造

神戸大学大学院医学研究科外科系講座眼科学分野　芥子結香子

● 眼瞼

眼球の前面を覆い、瞬目により、角膜表面全体を涙で潤しています。眼瞼は上下に分かれており、上眼瞼と下眼瞼の隙間を「瞼裂」と呼びます（図1）。

● 結膜

眼瞼の裏側を覆っている眼瞼結膜と眼球の表面を覆っている眼球結膜があります。上下の結膜が折り返している部分を「円蓋部」と呼びます。結膜は粘膜で、杯細胞から粘液、副涙腺（ウォルフリング腺とクラウゼ腺）から涙液が分泌されています（図2）。

● 涙器

涙器は涙液を産生する涙腺と、涙液の排出経路である涙道（涙小管、涙嚢、鼻涙管）から成ります。涙液は涙腺と副涙腺から分泌され、眼表面→涙点→涙小管→涙嚢→鼻涙管→下鼻道へと排出されます（図3）。

● 外眼筋

外眼筋は眼球の外壁に付着している眼球を動かすための6本の筋肉です。前方は結膜に

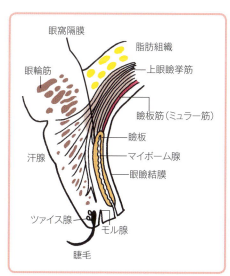

図1 ● 眼瞼

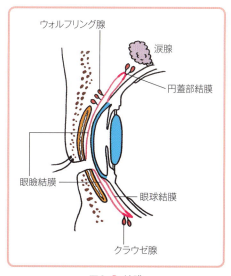

図2 ● 結膜

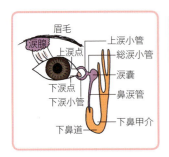

図3 ● 涙器

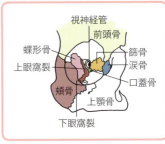

図5 ● 眼窩

表1 ● 外眼筋

外直筋	外転神経支配
内直筋	
上直筋	動眼神経支配
下直筋	
下斜筋	
上斜筋	滑車神経支配

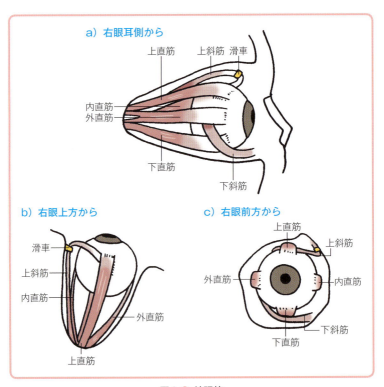

a）右眼耳側から

b）右眼上方から

c）右眼前方から

図4 ● 外眼筋

覆われています（**表1**、**図4**）。

● 眼窩

　眼球と付属器は「眼窩」と呼ばれる骨で囲まれたくぼみの中に収められています（**図5**）。

第2章

挑戦！ 疾患クイズ

疾患クイズの挑戦方法

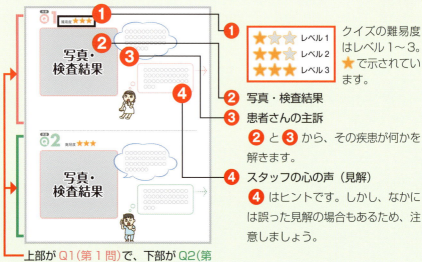

①

★☆☆	レベル1	
★★☆	レベル2	
★★★	レベル3	

クイズの難易度はレベル1〜3。★で示されています。

② 写真・検査結果

③ 患者さんの主訴

② と **③** から、その疾患が何かを解きます。

④ スタッフの心の声（見解）

④ はヒントです。しかし、なかには誤った見解の場合もあるため、注意しましょう。

上部がQ1（第1問）で、下部がQ2（第2問）です。上下に分かれて、1ページに2問のクイズがあります。

次のページ

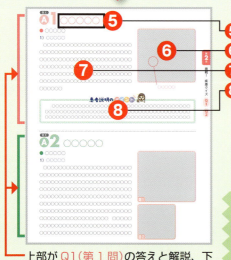

⑤ 答え

⑥ 写真・検査結果のどこに注目すべきか

⑦ 解説

⑧ 患者説明のポイント

その疾患について、患者さんに説明する際に押さえておくべきポイントです。

上部がQ1（第1問）の答えと解説、下部がQ2（第2問）の答えと解説です。

さあ、問題は次のページから！

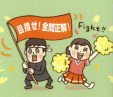

問題 Q1 難易度 ★☆☆

出題者：名古屋市立大学大学院医学研究科視覚科学講師　平野佳男

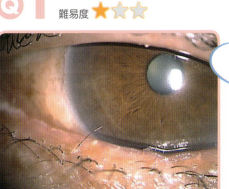

目がチクチクと
痛みます。

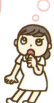

何だろう？
目がチクチクと痛むと患
者さんは言っているわ。
目をよく見てみると……。

問題 Q2 難易度 ★☆☆

出題者：名古屋市立大学大学院医学研究科視覚科学　丹羽奈緒美

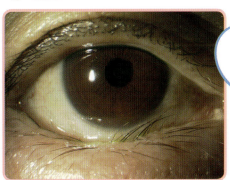

最近、目がゴロゴロし
ます。
涙がよく出て、周りの
人からは「目が充血し
ている」といわれます。

何だろう？
下眼瞼のまつげが眼球に
当たっている。

答え A1 睫毛乱生

● どんな疾患か

睫毛乱生は睫毛列が基本的には正しい位置にありますが、一部のまつげの発生部位と方向が乱れ、角結膜方向に向く病態です。睫毛乱生は明らかな原因を認めずに発症することもありますが、炎症や外傷に伴う眼瞼の瘢痕性変化に付随して発症することがあります。

● 治療

睫毛乱生に対する一般的な治療法は、睫毛抜去とまつげの毛根部の凝固（電気分解、冷凍凝固、光凝固）です。しかし、睫毛抜去では治療後2〜4週で再発し、電気分解などを実施した場合もしばしば再発します。そのため、根治的治療法として、睫毛列切除などの外科的治療を行う場合もあります。

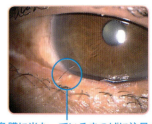

角膜に当たっているまつげに注目！

患者説明のポイント

1本〜数本のまつげが角膜に当たっている場合は、角膜に当たっているまつげのみを抜去します。眼瞼自体が眼球側へ内反して、眼球に多数のまつげが当たっている場合は眼瞼の手術が必要です。

答え A2 下眼瞼内反症

● どんな疾患か

下まぶた（眼瞼）のふちが眼球側にまくれ込んだ状態です。まつげが眼球に接触してしまうことが問題で、患者さんは「目がゴロゴロする」「涙がぽろぽろ出る」「目やにがたくさん出る」といった症状を訴えます。まくれ込んだ眼瞼が黒目に接触すると角膜上皮障害を起こします。その状態が長く続くと「びらん」となり、視力低下を来すことがあります。

● 眼瞼内反症の種類・治療

おもに乳幼児で生じる「先天眼瞼内反」と高齢者で生じる「加齢眼瞼内反」があります。先天眼瞼内反は成長に伴い、治癒することもありますが、治癒しない場合は、手術により下眼瞼の形を矯正する必要があります。

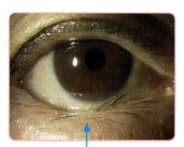

まくれ込んだ眼瞼に注目！

患者説明のポイント

下眼瞼がまくれ込んで、まつげが目に接触し、痛みが生じます。自然治癒しない場合は、手術が必要です。

難易度 ★★☆

出題者：川越あさひ眼科院長　服部知明

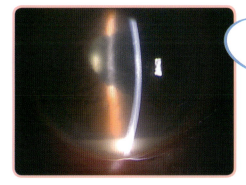

昨日、白内障手術をしました。手術をしたらよく見えると思っていたのに、とても見えにくいです。目も痛いです。

何だろう？
白内障手術を受けたのに見えにくく、目が痛いといっているわ。

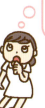

難易度 ★★☆

出題者：川越あさひ眼科院長　服部知明

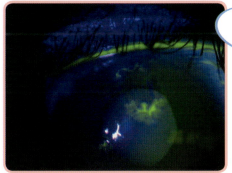

目がコロコロするし、涙が止まりません。

何だろう？
フルオレセインで角膜を染色してみると、黄色く染まったぞ。

答え A3 術後眼内炎

● どんな疾患か

術後眼内炎はおもに目の中の手術をした後に起こる重大な合併症です。多くの術後眼内炎は結膜や眼瞼に常在する細菌が原因となっている可能性が最も高いと考えられています。術後眼内炎の経過は原因菌にもよりますが、早いと術翌日から発症する場合も少なくありません。放置すると失明に至る重篤な疾患です。

症状の特徴は**写真**のように前房蓄膿（角膜のほうに膿が貯留している所見）、目の充血、痛みですが、痛みはないこともあります。

● 治療

治療としては、まず硝子体内に強力な抗生物質の注射を行いますが、改善がみられない場合は硝子体手術を行います。しかし、このような治療を行っても、一般に予後は悪いといわれています。

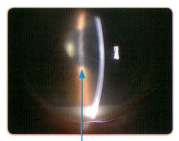

貯留している膿に注目！

患者説明の ポイント

白内障手術が無事に終了しても「それで終わり」ではなく、点眼はしっかりと行い、異常があればすぐに眼科スタッフに伝えましょう。

答え A4 単純ヘルペス角膜炎

● どんな疾患か

普段は目の痛覚を担う三叉神経の神経節に潜伏している単純ヘルペスウイルスが、何らかのきっかけ（ストレス、免疫力の低下など）で再活性化します。それにより単純ヘルペスウイルスが三叉神経を伝い、目の角膜にある三叉神経まで到達して、病変を生じます。フルオレセインで角膜を染色すると、病変がまるで木の枝のように（樹枝状）黄色く染まります。

● 治療

治療法はヘルペスウイルスに効果のあるゾビラックス®眼軟膏3%（アシクロビル）を用いるのが一般的です。

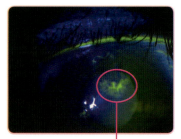

フルオレセインで木の枝のように黄色く染まった角膜に注目！

患者説明の ポイント

眼軟膏を塗布すると、角膜上に油膜が張るため、見えにくくなります。眼軟膏の投与回数を守るように患者さんに説明します。

問題 Q5 難易度 ★★★

出題者：多根記念眼科病院　井上智之

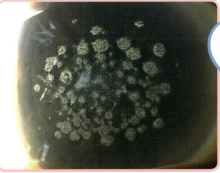

数年前からまぶしくて、ぼやける気がしていました。最近とくに目がかすんで、見えなくなってきたように思います。

何だろう？
患者さんは25歳の男性だけど、角膜を見てみると……。

問題 Q6 難易度 ★☆☆

出題者：永田眼科　柴田真帆

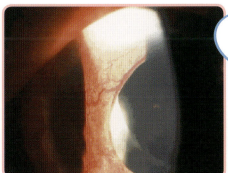

糖尿病網膜症で通院中です。
目が充血して、痛くなってきました。

何だろう？
患者さんは65歳の男性だけど、虹彩や隅角を見てみると……。

A5 アベリノ角膜ジストロフィ

● どんな疾患か

遺伝的に角膜実質内に混濁物質が沈着する疾患です。近年、特定の遺伝子（*TGFBI*遺伝子）の異常により沈着物質が生成されて、発症することが解明されました。組織的には、ヒアリンやアミロイドが沈着しています。経年的に沈着物質は増加して、沈着混濁が瞳孔領内で増加すると、患者さんは視力低下を訴えるようになります。進行すると、**写真**のように角膜全体にやや大きい顆粒状の白色～灰白色の混濁に加えて、濃い白色の棍棒状および星型の混濁が認められます。

● 治療

混濁沈着部位が浅い場合は、レーザー近視手術などに用いられるエキシマレーザーで、浅層の混濁角膜を除去します。混濁が中層から深層に及ぶ場合は角膜移植を行います。

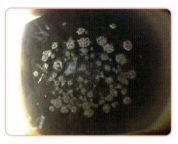

角膜全体にみられる混濁に注目！

患者説明の ポイント

アベリノ角膜ジストロフィは遺伝性疾患です。ほかの遺伝性疾患と異なり、エキシマレーザーによる角膜切除や角膜移植で治療が可能です。

A6 血管新生緑内障

● どんな疾患か

血管新生緑内障は難治な緑内障です。眼虚血により発症し、その三大原因は、①糖尿病網膜症、②網膜中心静脈閉塞症、③内頸動脈閉塞症です。病期は段階的に、虹彩や隅角に新生血管を認めるものの眼圧上昇のない「Ⅰ期」、**写真**のように新生血管が高度となり、眼圧上昇を認める「Ⅱ期」、隅角が癒着、閉塞し、高度の眼圧上昇を来す「Ⅲ期」へと進行します。

● 治療

まず眼内虚血改善のために汎網膜光凝固を行います。場合によっては、抗血管内皮増殖因子（VEGF）薬の投与、眼圧上昇に対しては、眼圧下降薬の点眼や内服を行います。しかし、良好な眼圧コントロールが得られず、手術が必要になることも多いです。

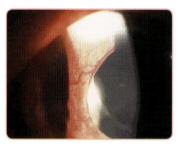

虹彩や隅角の新生血管に注目！

患者説明の ポイント

糖尿病網膜症が進行し、網膜血管が広い範囲で閉塞すると、それが原因で新生血管ができて、緑内障になることがあります。

問題 Q7 難易度 ★★☆

出題者：林眼科病院　瀧本峰洋

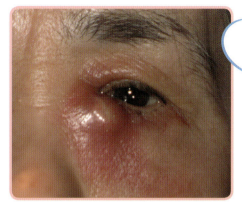

> 目の下が赤く腫れて、とても痛いです。以前から涙目になって、目やにも出ていました。

> 何だろう？
> 目頭の下方に発赤、硬結、腫脹がみられるわ。
> 痛みもあるようね。

第2章 挑戦！ 疾患クイズ Q7 Q8

 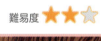

問題 Q8 難易度 ★★☆

出題者：名古屋市立大学大学院医学研究科視覚科学講師　平野佳男

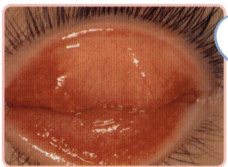

> 目が赤くて、痛くて、目やにと涙が出ます！
> かゆみはありません。

> 何だろう？
> 目がとにかく赤いなあ。

25

A7 急性涙嚢炎

● どんな疾患か

　急性涙嚢炎では、目頭の下方の発赤、硬結、腫脹を認め、強い痛みを伴うことが多いです。涙の流出路である鼻涙管が慢性的な感染と炎症を繰り返すことで閉塞し、涙の流れを停滞させます。この状態に感染が加わり、急速に涙嚢周囲組織へと炎症が波及することにより発症します。起因菌はおもに黄色ブドウ球菌と表皮ブドウ球菌です。

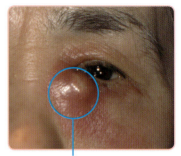

発赤、硬結、腫脹に注目！

● 治療

　治療は消炎と物理的な菌量を減らすことを目的とし、抗菌薬の局所投与（点眼薬と眼軟膏）と全身投与を行います。消炎する前にプロービングを行うと、炎症が悪化したり、菌毒素が血流に入り、ショック状態

A8 流行性角結膜炎

● どんな疾患か

　流行性角結膜炎はおもにアデノウイルスにより起こる結膜炎です。結膜充血、流涙、眼脂、眼痛を主訴とし、結膜濾胞、耳前リンパ節腫脹、角膜上皮化混濁などが見られます。両眼性のことが多く、片眼性であっても数日以内に対眼にも発症します。感染力が非常に強く、学校や職場での流行、院内感染をひき起こしますので、感染予防が重要です。

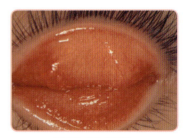

目の赤さに注目！

● 診断

　アデノウイルス結膜炎の診断は、おもに問診や細隙灯顕微鏡検査でできますが、アデノウイルスキットを補助診断に使用することも簡便で有用です。ただし、アデノウイルスキットで「陽性」と判定されれば診断

となったりすることがあるため、注意しなければなりません。

　また、**写真**のように涙嚢炎により膿瘍を形成している場合は、切開排膿を行います。いったん炎症が落ち着いても感染を繰り返すことが多く、このような症例では、涙嚢と鼻腔を交通させ、新たな涙の流出路を形成する涙嚢鼻腔吻合術（dacryocystorhinostomy；DCR）が必要となります。

　DCR を行う場合は、眼瞼皮下出血や鼻出血の合併症に注意します。眼瞼皮下出血は滑車下神経麻酔や涙嚢部の麻酔で、皮下出血や球後出血様の出血、腫脹を起こすことがありますが、通常は 2 週間前後で消退します。DCR では鼻粘膜を切開するため、多少の鼻出血は必ず起こりますが、抗凝固薬などを使っている患者さんでは退院後も鼻出血が持続したりすることがあります。このような場合は耳鼻科とも連携して、止血対策をしましょう。

できますが、感度が 70 〜 80％ と比較的低いため、「陰性」と判定されても、アデノウイルス結膜炎でないとは断定できません。

● **予後・治療**

　一般に流行性角結膜炎の予後は良好で、発症して 1 〜 2 週間程度で治癒します。二次感染予防目的で抗生物質の点眼と、角膜混濁に対して、副腎皮質ステロイドの点眼を併用します。通勤、通学は治癒するまで控えてもらう必要があります。

● **感染予防**

　感染予防には、接触防止を図ることが重要です。患者さんの目に触れた場合、手指は流水でよく洗い、煮沸できるものは煮沸消毒を行います。

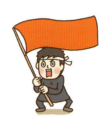

涙嚢炎は鼻涙管が閉塞し、涙嚢内で細菌が感染を起こし、膿がたまった状態です。鼻涙管閉塞が起こった場合は涙嚢炎を合併していることが多いです。

涙嚢炎の治療は消炎、菌量を減らすための抗菌薬の投与、切開排膿、涙嚢鼻腔吻合術などが行われます。急性涙嚢炎の場合は、まずは抗菌薬の点滴、または全身投与で、炎症を沈静化させることが優先されます。

患者説明の **ポイント**

流行性角結膜炎は俗に「はやり目」といわれ、湿度の高い夏を中心に感染が拡大しやすいといわれています。原因となるアデノウイルスは手指などを介して、ヒトからヒトへ容易に伝染する感染力の高いウイルスです。しかし、アデノウイルスに有効な点眼薬や内服薬はありません。二次感染を予防するために抗生物質や副腎皮質ステロイドを点眼します。

引用・参考文献

1）原祐子. 眼科でよく出会う疾患：③結膜炎. 眼科ケア. 13（4）, 2011, 327-8.

問題 Q9 出題者：大阪大学大学院医学系研究科眼科学教室視覚先端医学寄附講座准教授　丸山和一

難易度 ★★★

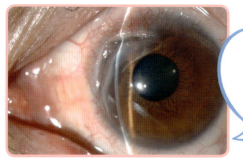

写真提供：故中川紘子先生（前京都府立医科大学附属病院）

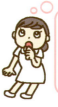

2～3カ月前に作業をしていたら、右眼にごみが入りました。痛みがあったため、近医を受診して抗生物質の目薬などを処方してもらいましたが、改善しませんでした。その後、左眼にも痛みが出たため、抗真菌薬などによる感染治療も行ってもらいましたが、治りません。

何だろう？
右眼に異物が混入したようだけど、左眼にも痛みがあるみたい。

問題 Q10 出題者：かみづる眼科副院長　上水流真江

難易度 ★☆☆

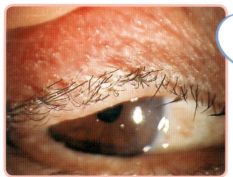

3日前からまぶたが痛がゆいです。だんだん目が腫れてきて、今は触ると痛いです。

何だろう？
まぶたの周囲が腫れている。

(答え) A9 蚕食性角膜潰瘍（モーレン角膜潰瘍）

● どんな疾患か

蚕食性角膜潰瘍（モーレン角膜潰瘍）は両眼性が主で、強い充血と眼痛を伴って、何らかの外傷、異物混入、感染症などを契機に発症します。

病態は、角膜輪部に沿って発生する非感染性で、角膜抗原に対する自己抗体が免疫複合体を形成する自己免疫反応による角膜潰瘍であると考えられています。また、病変部近辺の結膜組織に形質細胞が多く浸潤するため、隣接する結膜も病態の進行に重要です。

蚕食性角膜潰瘍は慢性関節リウマチに伴う周辺部角膜潰瘍と病態としては同様であると考えられています。そのため、慢性関節リウマチを除外診断する必要があります。患者さんの病歴や血液所見から除外診断

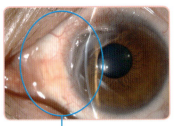

強い充血と角膜輪部の菲薄化に注目！

(答え) A10 麦粒腫

● どんな疾患か

麦粒腫とは、一般的に「ものもらい」といわれているものです。麦粒腫には、外麦粒腫と内麦粒腫があります。

外麦粒腫は皮膚の外側にあるツァイス腺やまつげの毛包が、内麦粒腫は内側にあるマイボーム腺が詰まり（栓塞）、細菌感染を起こします。黄色ブドウ球菌が最も多い起炎菌とされています[1]。

● 霰粒腫との違い

「触ると痛い（圧痛）」と訴えるところが、慢性炎症による霰粒腫との大きな違いです。しかし、霰粒腫の中で麦粒腫が生じることもあります。

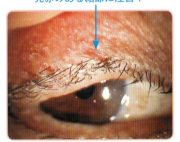

まぶたの周囲の浮腫や眼瞼縁の発赤のある結節に注目！

を行います。

　そのほかの周辺部角膜潰瘍との鑑別診断も重要であり、テリエン角膜辺縁変性との鑑別も重要です。テリエン角膜辺縁変性は周辺部角膜の菲薄化、脂質の沈着がありますが、上皮障害がなく（フルオレセインの染色はない）、病変部位の角膜が透明であり、眼痛や充血を伴わず、炎症反応をほぼ呈さないため、活動期の蚕食性角膜潰瘍とは鑑別が容易です。しかし、非活動期や長期の経過をたどった症例では、鑑別が困難なことがあるため、注意が必要です。フルオレセインで染色した様子を図1に示します。

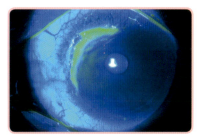

図1 ● フルオレセインで染色した様子

● 症状・治療

　まぶたの周囲の浮腫や、眼瞼縁に発赤のある結節を認めます。通常は1～2週間で自然治癒するか、腫瘤部が破裂し膿が出て治癒しますが、眼科的治療としては、細菌感染が麦粒腫のおもな原因のため、抗生物質を投与します。点眼薬を使用することが多いですが、場合によっては内服薬も処方します。抗生物質を投与しても治癒しない場合は、腫瘤部を穿刺するか切開して膿を排出させ、治癒を促します[2]。病巣部へ副腎皮質ステロイドの注射をする方法もあります[1]。

患者説明の ポイント

　麦粒腫は黄色ブドウ球菌などによるマイボーム腺、睫毛汗腺、睫毛脂腺への感染が原因です。麦粒腫の治療はおもに抗生物質の投与ですが、膿点が明らかであれば、切開して膿を排出させたほうが早く治る場合が多いです。

● 治療

　治療は副腎皮質ステロイド、免疫抑制薬（シクロスポリン）による薬物療法と、病態の進行が速いときは保存角膜による角膜上皮形成術が施行されることが多いです。また、病態として結膜に抗原および浸潤した細胞が多く存在していることが報告されているため、輪部より結膜切除術を併用し、その除去が不十分であれば、再手術が必要なこともあります。

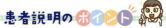

　輪部の菲薄化により、容易に角膜穿孔を起こすことがあるため、患者さんには十分に気を付けるように説明することが重要です。

：引用・参考文献：

1 ）本田孔士．"麦粒腫と霰粒腫"．目で見る眼疾患．本田孔士編．東京，文光堂，2009，68- 9 ．
2 ）日本眼科学会専門医制度委員会．"麦粒腫と霰粒腫"．MOC EXAM STUDY GUIDE 角膜／外眼部疾患 2005-2007．2012，32- 3 ．

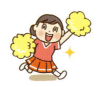

問題 Q11 難易度 ★★☆

出題者：かみづる眼科副院長　上水流真江

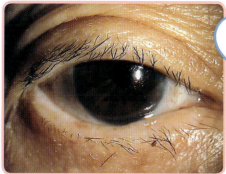

涙がよく出て、ハンカチが手放せません。家の中でも涙が出ます。

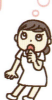

何だろう？
涙が止まらないと患者さんは訴えている。

問題 Q12 難易度 ★★★

出題者：国立病院機構名古屋医療センター眼科　伊藤和彦

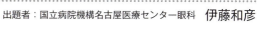

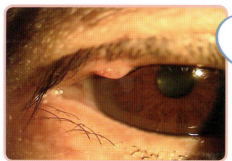

まぶたのできものが、なかなか治らないのです……。

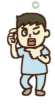

何だろう？
確かにまぶたにできものができているが……。

A11 鼻涙管閉塞

● どんな疾患か

冷たい風に当たるなど、刺激に対する反射性分泌として、流涙が起こることは日常でよくありますが、比較的暖かい環境でも患者さんが流涙を訴える場合は、鼻涙管閉塞を念頭に置きます。

両眼の目頭には、通常は上下2つの出口があり（涙点）、涙は涙点から涙小管を通り、涙嚢から鼻涙管へと流れていきます（涙道）[1]。本症例のように、涙道のどこかが何らかの原因で狭くなったり、詰まったりすると涙が溢れてくるようになります。

● 鼻涙管閉塞の種類・治療

鼻涙管閉塞には、先天性と後天性があります[2]。先天性では、出生直後からの流涙となり、乳児の月齢や

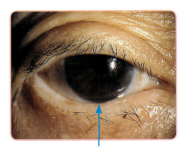

溢れる涙に注目！

A12 脂腺がん

● どんな疾患か

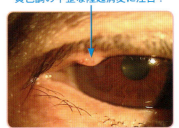

黄色調の不整な隆起病変に注目！

日頃の診療で母斑（ほくろ）や疣贅（いぼ）、霰粒腫、眼瞼腫瘍など、腫瘍様の病変に遭遇することがあります。この問題の答えは脂腺がんです。

脂腺がんの視診での特徴は、眼瞼縁から瞼結膜面にかけて、黄色調で不整な隆起病変を呈することです。また、睫毛脱落や腫瘍血管の増生を認めます。触診では硬い腫瘤として触れます。

● 霰粒腫との鑑別

脂腺がんは、しばしば霰粒腫との鑑別が困難です。本症例の**写真**は、霰粒腫のようにも見えます。**図1**は上が脂腺がんで、下が霰粒腫ですが、両者が類似していることに注意してください。

程度によりますが、抗生物質の点眼と涙嚢マッサージ、涙道ブジーを行うことが一般的です。

　また、後天性でも涙道洗浄や涙道ブジーをまずは行います。涙道洗浄や涙道ブジーを行っても流涙が改善しない場合には、ヌンチャク型シリコンチューブ(NST)を挿入し、1～3カ月かけて、涙道の拡張を試みます。頻繁に再発するなどして、治癒しない場合や、NSTのみの適応とならない場合は、涙嚢鼻腔吻合術（dacryocystorhinostomy；DCR）などを考慮します。近年、内視鏡下における診断や治療が進み、NSTやDCRも低侵襲かつ安全、確実に行うことができるようになってきました。なお、内視鏡により初期に涙道ブジーをせず、治療することもあります。

　脂腺がんは若い人よりも高齢者に発症することが多いため、高齢者の霰粒腫様所見では、脂腺がんにも注意すべきです。一見、良性疾患の顔をした鑑別困難な悪性腫瘍が存在するため、腫瘍を切除するごとに病理組織所見と臨床所見を照らし合わせる習慣をつけてください。

● 治療

　脂腺がんは切除が第一選択となります。転移が認められる場合はリンパ節郭清も合わせて行います。

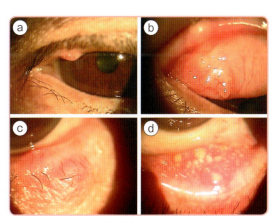

図1 ● 脂腺がんと霰粒腫
a、bは脂腺がんで、c、dは霰粒腫である。

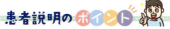

患者説明のポイント

　鼻涙管閉塞は涙道の中の鼻涙管という管が詰まる病気です。先天性と後天性の鼻涙管閉塞があります。先天性では、抗生物質の点眼と涙嚢マッサージ、涙道ブジーを行うことが一般的です。後天性でも涙道洗浄や涙道ブジーをまずは行い、それでも流涙が改善しない場合は、涙管チューブ挿入術、涙嚢鼻腔吻合術を行います。

引用・参考文献

1 ）本田孔士．"流涙". 目で見る眼疾患. 本田孔士編. 東京，文光堂，2009, 21.
2 ）栗橋克昭．"流涙". 身につく涙道疾患の診断と治療. 東京，金原出版，2012, 59.

また、患者さんによっては、化学療法や放射線療法を行う場合もあります。

患者説明のポイント

　脂腺がんは比較的まれな疾患です。脂腺がんは痛みを感じることが少なく、局所再発や転移をすることもあります。それぞれの患者さんに合った治療法が選択されます。

問題 Q13 難易度 ★★☆

出題者：栗橋眼科院長　栗橋克昭

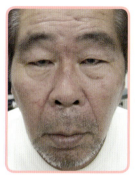

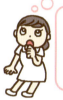

５年以上前からうつ病や統合失調症と診断され、薬を服用しています。よくならず、仕事もできません。不眠、肩凝り、首凝り、足の強い冷え症で困っています。セロハンテープでまぶたを吊り上げたら、頭がスーッとして楽になりました。

【重いまぶたの特徴】
- まぶたが下がっている（睫毛クリップ負荷テストでわかる）。
- 一重まぶたである。
- 目が小さい。
- 正面視（第１眼位）でまゆげが挙がっている。
- 前額のしわ、鼻唇溝が深い。
- 軽いまぶたと異なり、眼瞼陥凹がない。
- 軽いまぶたと異なり、眼窩の骨の縁が目立つ状態の bony orbit ではない。

何だろう？まぶたが下がっているみたい。まぶたを吊り上げると楽になると言っているわ。

写真はすべて MLC Company Limited の許可による

問題 Q14 難易度 ★☆☆

出題者：京都府立医科大学附属病院眼科　横井桂子

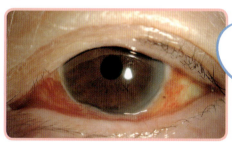

今朝、鏡を見たら、片眼が真っ赤になっていました。
痛くもかゆくもないのですが……。

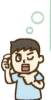

何だろう？
患者さんは75歳の女性だ。痛み、かゆみはないらしい。しかし、目が真っ赤だ。

(答え) A13 腱膜性眼瞼下垂症

● どんな疾患か

信州大学形成外科の松尾清氏のノーベル賞級の報告の一つですが*)、人間のまぶたは眼瞼下垂症になる前から、重いまぶた群と軽いまぶた群の両極端、そして中間の3つに分類されます。本症例はまぶたが厚く、眼窩脂肪が豊富な重いまぶた群に属します。挙筋腱膜（アキレス腱に相当する）が、瞼板（踵に相当する）から外れ

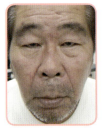
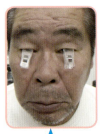

睫毛クリップ負荷テスト（3.2g）中の顔に注目!

ると腱膜性眼瞼下垂症になります。重いまぶた群においては、眼窩脂肪は下まで降りているため、腱膜性眼瞼下垂症になっても眼瞼陥凹になりません。重いまぶた群では、腱膜性眼瞼下垂症になる前からまぶたを挙げるときに眼瞼挙筋の力だけでは足りず、前額の筋肉（後頭前頭筋）の力を借りて、まぶたを挙上しています。そのため、まゆげは挙がり、前額にしわができています。

(答え) A14 結膜下出血

● どんな疾患か

結膜下出血は、結膜を走る血管が切れて出血した状態です。結膜下出血が起こるはっきりとした原因はわかっていませんが、多くは50歳以上の中高年で、目を酷使した後や睡眠不足のときなどに起こりやすいといわれています。せき、くしゃみなどをしたときや、強く目をこすった結果、起こることもあります。「朝に顔を洗って、鏡を見ると目が真っ赤になっていた」「人に指摘されて初めて気付いた」といって、受診する患者さんをよく経験します。

さらに、結膜にしわができる結膜弛緩症という症状があると、緩んだ結膜がまばたきのたびにこすれたり、圧迫されたり、引っ張られたりして、血管が破れるこ

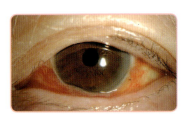

真っ赤に広がった出血に注目！

本症例のような重いまぶた群が腱膜性眼瞼下垂症に
なると、さらに強いまゆげの挙上が起こります。そし
て、ミュラー筋に負担がかかり、ミュラー筋の伸展受
容器から proprioception という信号が立て続けに強く出
るようになります。この信号は三叉神経第1枝を通って、
脳（コンピューター）の奥に入り、我々の若さを維持し
ているコンピューターシステムを壊してしまいます。さ

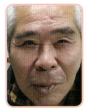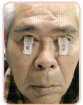

図1 ● 術後

らに、寝ているときも強く信号が出るため、不眠症、パニック障害、うつになることがあり
ます。また、顔の表情筋が勝手に収縮するようになり、鼻唇溝などのしわが深くなります。

● 治療

　ミュラー筋を温存する眼瞼下垂症手術（腱膜固定）を行うと別人のように若返り、精神
状態は術直後から大幅に改善されました。術後はミュラー筋から強く信号が出なくなった
からです。本症例の術前を写真に、術後を図1に示します（両方とも睫毛クリップ負荷テ

とで出血します。また、ドライアイがあると、結膜の摩擦が増えて、結膜と一緒に血管が引っ
張られて、出血することもあります。

● 治療

　出血が結膜の下で真っ赤にべったりと広がるため、非常に目立ち、心配する患者さんも
多いのですが、明らかな原因となる疾患があるわけではなく、出血はそのまま放置してい
ても、数日、もしくは1〜2週間ほどで自然に引いていくため、とくに治療の必要はあり
ません。

　ドライアイがある場合は、ドライアイに対する治療により結膜下出血を予防します。結
膜弛緩症があり、何度も出血を繰り返すときは、結膜のしわの部分を切り取る手術をする
ことで、出血しにくくすることもできます。

スト〈3.2g〉を実施）。

＊）松尾氏は、腱膜性眼瞼下垂症を代償期と非代償期に分類しています。代償期の腱膜性眼瞼下垂症においても、挙筋腱膜は瞼板から外れていますが、ミュラー筋が代わりに働き、眼瞼下垂になっていません。しかし、生活に支障を来す頭痛、肩凝り、不眠、うつなどの原因になります。非代償期の腱膜性眼瞼下垂症は、『眼科用語集』（第5版、日本眼科学会）にある「眼瞼下垂」のことです。「眼瞼下垂手術」も現在は「眼瞼下垂症手術」となっています。

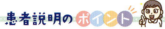

患者説明のポイント

　腱膜性眼瞼下垂症によるさまざまな症状は、眼瞼下垂症手術（腱膜固定）を行うと改善されます。これはミュラー筋への負担が減り、同筋のセンサーから不適当な信号が持続的に強く出なくなるからです。まぶたを軽視してきた人は、その重要性に戦慄するでしょう。

掲載のご許可をくださいました患者さんに深く感謝の意を表します。

引用・参考文献

1）松尾清．まぶたで健康革命：下がりまぶたを治すと体の不調が良くなる!?．東京，小学館，2008，176p.
2）松尾清．"眼瞼の手術 d．Blepharoplasty に関する新しい考察"．美容外科：最近の進歩．改訂第2版．東京，克誠堂出版，2005，45-50，（ADVANCE SERIES II-4）．
3）栗橋克昭．眼瞼学：眼瞼下垂症手術．東京，メディカル葵出版，2007，111p.
4）Matsuo, K. et al. Eyelid Opening with Trigeminal Proprioceptive Activation Regulates a Brainstem Arousal Mechanism. PLOS One. 10(8), 2015, (https://doi.org/10.1371/journal.pone.0134659).

患者説明のポイント

　目の充血の症状のある患者さんでは、アレルギー性や細菌性の結膜炎が起こっている場合がありますが、本症例の患者さんの場合、眼脂や流涙、眼瞼腫脹などは認めず、細隙灯顕微鏡検査で目の充血ではなく、出血が確認できるため、結膜下出血といえます。

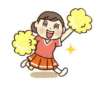

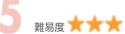

問題 Q15 難易度 ★★★　　出題者：国立病院機構名古屋医療センター眼科　伊藤和彦

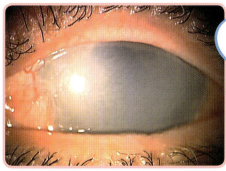

白内障の手術を受けたのですが、だんだんと霧がかかったように見えてきています。

何だろう？
白内障手術を受けたのにきちんと見えていないみたい。

問題 Q16 難易度 ★★☆　　出題者：九州大学大学院医学研究院眼科学分野　大西陽子

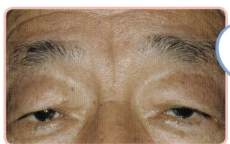

最近、まぶたが下がってきて、見えにくいです。若いときはもっとパッチリとした目でした。まぶたを挙げる手術があると聞きました。

何だろう？
まぶたが下がってきているようだ。

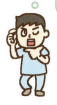

(答え) A15 水疱性角膜症

● どんな疾患か

この問題の答えは水疱性角膜症です。角膜内皮細胞（図1）が障害を受け、残った内皮細胞が埋め合わせできなくなると内皮細胞が機能しなくなり、元に戻らなくなって、角膜浮腫が起こります。角膜浮腫が強くなると、角膜上皮下（図1）に水分が貯留し、水疱を形成します。この状態が「水疱性角膜症」です。

水疱性角膜症は、白内障手術などの内眼手術、レーザー虹彩切開術、角膜移植術後の移植角膜機能低下によって起こることがあります。

水疱性角膜症の症状は、視力低下、霧視（物がかすんで見える）、眼痛です。

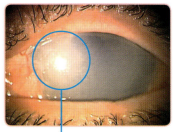

水疱に注目！

(答え) A16 上眼瞼皮膚弛緩症

● どんな疾患か

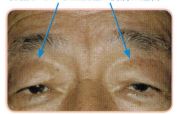

弛緩している上眼瞼の皮膚に注目！

加齢性の眼瞼下垂は、加齢とともに眼瞼（厳密には瞼板）を持ち上げる筋肉、すなわち眼瞼挙筋が弛緩するため、視野が遮られる疾患です。しかし、まぶたが下がったと訴える患者さんの中には、眼瞼挙筋の働きは健在なのに、上眼瞼の皮膚が弛緩して視野を遮っている場合があります。これが上眼瞼皮膚弛緩症です。眼瞼下垂と皮膚弛緩症の両者が併発している場合もあります。

● 治療

上眼瞼皮膚弛緩症の治療は、余剰の皮膚を切除するのですが、その方法は大きく2つあります。一つは瞼縁で皮膚切除する方法です。この方法では、眼瞼下垂

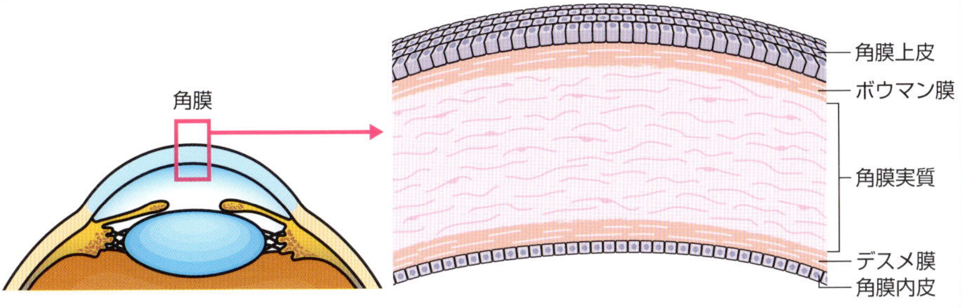
角膜
角膜上皮
ボウマン膜
角膜実質
デスメ膜
角膜内皮

図1 ● 角膜の解剖

● 治療

治療は、副腎皮質ステロイドを点眼したり、結膜下注射をしたりします。目の痛みに対しては、治療用コンタクトレンズを装用してもらいます。さらに、これらの治療によって改善しない例では、角膜移植を施行します。

に対する治療である眼瞼挙筋短縮術と同じ皮膚切開で行うため、眼瞼下垂の治療と同時に行うことができます。また、瞼縁付近の皮膚は薄いので切除も簡単にできます。しかし、この瞼縁付近のよく伸びる薄い皮膚は目の周りにしかなく、これを切除してしまうと厚いボテッとした皮膚が瞼縁にきてしまいます。ぱっちりとした目になっても皮膚が厚ぼったいまぶたになってしまうことがあるのです。

皮膚弛緩症のもう一つの治療は、眉の下で皮膚を切除する方法（眉毛下皮膚切除）です（図 1）。眉毛下皮膚切除術では、瞼縁付近の薄い皮膚を温存できるため、自然な仕上がりになります。見た目の印象があまり変わらないため、手術に抵抗のある患者さんにも受

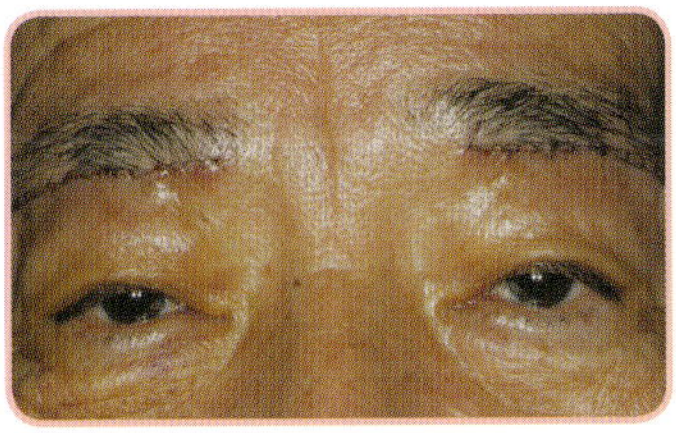

図1 ● 眉毛下皮膚切除の術後

水疱性角膜症は角膜内皮障害により角膜浮腫を来す疾患です。角膜内皮細胞が障害を受けると、バリア機能やポンプ機能が損なわれ、前房水が角膜内へ多く入り込み、角膜実質が浮腫を起こします。さらに角膜上皮内へ水分が貯留すると水疱形成が起こります。初期には、目のかすみがある程度ですが、大きな水疱が破裂した場合は上皮欠損を来し、強い痛みを感じます。

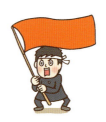

け入れられやすいです。ただ、眉下の皮膚は分厚く、皮膚切除と皮膚縫合に時間を要します。また、切除効果も瞼縁で行う方法よりも劣ります。眼瞼下垂を併発している場合は、後に眼瞼下垂の手術を追加することもあります。

上眼瞼の皮膚がたるんで視野を遮る疾患が上眼瞼皮膚弛緩症です。患者さんの状態と要望に沿った手術をします。術後2日目から軽い洗顔はできますが、傷口を強く引っ張ったりしないようにしてもらいます。

問題

Q17 難易度 ★★☆

出題者：永田眼科副院長　豊川紀子

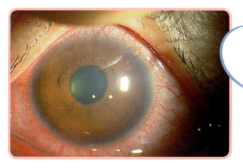

2～3週間前から片眼のみに充血、眼痛があり、他院で結膜炎といわれ、点眼薬を処方されましたが、治りません。

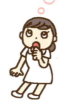

何だろう？
片眼のみに充血がみられるわ。

問題

Q18 難易度 ★☆☆

出題者：永田眼科副院長　豊川紀子

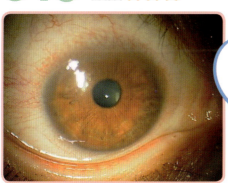

目がしょぼしょぼして、午後に充血が強くなります。仕事でパソコンを使うようになってから症状が悪化しました。普段はコンタクトレンズをしていますが、エアコンの風が当たると、目を開けているのがつらいです。

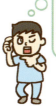

何だろう？
職場でパソコンを長時間使用しているようだ。

（答え）A17 ぶどう膜炎

● どんな疾患か

　ぶどう膜は虹彩、毛様体、脈絡膜から成る茶色い膜組織で、毛様体は虹彩の裏側、脈絡膜は網膜と強膜の間にあります。ぶどう膜炎とは、ぶどう膜の組織の一部、または全部に炎症が起こる疾患で、炎症が起こっている部位により、前部ぶどう膜炎、中間部ぶどう膜炎、後部ぶどう膜炎に分類され、眼球全体の場合は汎ぶどう膜炎と呼びます。ぶどう膜は血管、血流が多いため、全身から炎症物質、病原菌、時には、がん細胞が血流に乗って運ばれて炎症を起こしやすい組織です。本症例は、球結膜の全体の充血と角膜輪部に近接した毛様充血が強いことが特徴で、前部ぶどう膜炎による充血であり、前房内炎症も伴っていました。ぶど

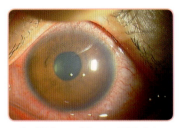

角膜輪部に近接した毛様充血と
球結膜全体の充血に注目！

（答え）A18 ドライアイ

● どんな疾患か

　ドライアイは単に涙液が減少して眼表面が乾燥している単純な疾患と思われがちですが、実際は複雑な疾患で、さまざまな要因で涙液層の安定性が低下することが本質とされています。自覚症状はさまざまで、眼精疲労、かゆみ、痛み、異物感、霧視、不快感（重い感じがする）、乾燥感、羞明と充血で、重症例では視力低下も起こります。ドライアイの充血は、通常はぶどう膜炎の充血よりも軽く、部分的な充血になることも多く、本症例では充血が9時方向に目立ちますが、点状表層角膜症（superficial punctate keratopathy；SPK）の状態や範囲により充血の範囲はさまざまです。本症例のようにハードコンタクトレンズ装用者では、

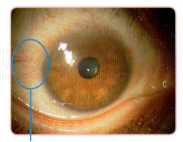

部分的な充血に注目！

う膜炎の症状は、目の充血、眼痛、羞明、視力低下、霧視、飛蚊症などです。

● 治療

　特殊なぶどう膜炎以外は副腎皮質ステロイドによる治療が必要で、点眼、結膜下注射、テノン嚢下注射などの眼局所投与だけでなく、全身投与が必要になることもあります。

● 検査と問診のポイント

　ぶどう膜炎の原因は人種や地域により差があり、全体の 30 ～ 40％は原因不明ですが、全身疾患を伴うことがあり、血液検査、内科的精査も行います。ぶどう膜炎の診断には問診が重要で、出生地、職業、嗜好品、ペット飼育歴、海外渡航歴、既往歴、家族歴、全身症状（皮膚症状、口内炎、陰部潰瘍）を詳細に聞く必要があり、時間をかけて聴取します。患者さんが申告しにくい内容は 1 回の問診では聞き出せないこともあり、信頼関係を築きながら、詳細に聴取します。

3 時、9 時の方向でドライアイが起こりやすく、**写真**のような充血パターンをとることが多くなります。

　本症例の角膜をフルオレセインで染色すると、**図 1**のように SPK の状態がはっきりします。2016 年に日本のドライアイの定義と診断基準が改訂され、SPKがみられなくても涙液層破壊時間（tear film breakup time；BUT）が 5 秒以下で、自覚症状（眼不快感、視機能異常）があれば、ドライアイと認められるようになりました。

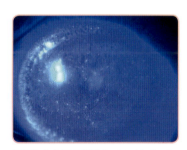

図1 ● 本症例の角膜をフルオレセインで染色した様子

● 治療

　人工涙液、ヒアルロン酸点眼、ジクアホソルナトリウム点眼、レバミピド点眼から症状に合わせて、単剤または多剤併用で処方しますが、点眼薬だけで効果が不十分な場合は、涙点プラグを挿入する治療もあります。

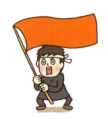

患者説明のポイント

ぶどう膜炎の原因は特定できないものが多いですが、全身疾患の影響を受けやすいと考えられています。そのため、全身の状態を調べる検査も行います。

● 検査と問診のポイント

　最も重要なのは BUT 検査です。フルオレセイン染色試験紙に溶液を少量垂らしてから涙液メニスカスのエッジに軽く触れさせて角膜を染色し、瞬目後の BUT を測定します。その他には、目盛り付きの試験紙を下眼瞼に引っ掛けて涙液量を測定するシルマー試験やローズベンガル染色試験があります。

　問診では、ドライアイの重要な原因で現代人の生活に欠かせないパソコン、コンタクトレンズ、エアコンの使用状況を聴取し、薬剤性の SPK との鑑別も必要であるため、患者さんに使用している点眼薬、抗がん薬の使用の有無も確認します。

患者説明のポイント

　患者さんには、日常生活において、パソコン作業やコンタクトレンズ装用時間の短縮、エアコンの風が当たらないようにするなどの工夫をしてもらいます。

問題 Q19 難易度 ★★☆

出題者：名古屋市立大学大学院医学研究科視覚科学助教　臼井英晶

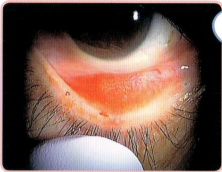

目が赤くなって、
目やにが出ます。

何だろう？
目が充血して、眼脂が出
ているらしい。

問題 Q20 難易度 ★★★

出題者：多根記念眼科病院　井上智之

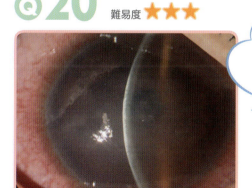

2週間前からすごく目
が痛いです。だんだん
と視界がぼやけて見え
なくなってきました。

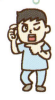

何だろう？
患者さんは25歳の男性
だけれど、角膜を見てみ
ると……。

A 19 細菌性結膜炎

● どんな疾患か

本症例は黄色ブドウ球菌による細菌性結膜炎です。細菌性結膜炎は眼脂、結膜充血、眼痛などを主訴とします。細菌性結膜炎の原因菌としては、小児では肺炎球菌やインフルエンザ菌、成人では黄色ブドウ球菌、高齢者では肺炎球菌が多く認められます。また、クラミジアや淋菌といった性感染症に由来する結膜炎もあります。起因菌によって、結膜所見や眼脂の量や色などの性状に違いがありますが、起因菌の確定には培養検査（塗抹標本）が必要となります。

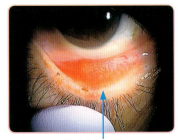

結膜充血に注目！

● 細菌性結膜炎が疑われる場合の問診

患者さんには、①いつから症状があるのか、②眼脂（目やに）は何色か、③眼脂は粘っこいかどうかを確

A 20 アカントアメーバ角膜炎

● どんな疾患か

原虫であるアカントアメーバが角膜に感染して発症する角膜炎です。アカントアメーバは水道水や土壌などに広く存在する生物です。コンタクトレンズの装用や外傷などにより傷害された角膜上皮において、アカントアメーバが角膜内に侵入し、増殖することで発症します。とくにソフトコンタクトレンズ装用者に多く認められています。コンタクトレンズの夜間装用、使い捨てコンタクトレンズの使用期限を超えての使用、不適切なコンタクトレンズケアなど、適正に使用されていなかったり、取り扱いが守られていなかったりしていないかの確認が重要です。

患者さんは、片眼性に高度の眼痛、流涙、目やに、

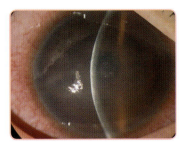

潰瘍ができて、混濁した角膜に注目！

認します。

● 治療

　一般的には、患者さんにフルオロキノロン系の抗菌薬を点眼してもらうことが多いですが、近年はフルオロキノロン耐性菌や多剤耐性菌も増加しており、抗菌薬の全身投与が必要となる場合もあります。全身投与では、嘔気、嘔吐、食欲不振などの消化器症状や、めまい、不眠、痙攣などの中枢神経系の症状などの副作用がみられることもあるため、全身投与後は患者さんの状態に注意しましょう。

　なお、よく使用されている抗菌点眼薬には、クラビット®点眼液 0.5%・1.5%（レボフロキサシン水和物）、タリビッド®眼軟膏 0.3%（オフロキサシン）、ベストロン®点眼用 0.5%（セフメノキシム塩酸塩）などがあります。局所投与においても投与後の副作用には注意してください。

視力低下などを訴え、**写真**のように角膜潰瘍や角膜混濁を呈します。コンタクトレンズ装用者における角膜上皮障害、または角膜炎は日々の臨床でよく遭遇する病態ですが、鑑別すべきほかの病態がたくさん存在し、アカントアメーバ角膜炎の初期は特徴的な臨床所見に乏しいために発見が遅れることがあります。

● 治療

　治療としては、アカントアメーバに対する特効薬は存在しないため、角膜擦過による病原体の除去に加えて、抗真菌薬の点眼および内服や、消毒液の点眼を行います。アカントアメーバ角膜炎の初期は病変が角膜表層に限局するため、初期に治療を開始するほど予後が良く、アカントアメーバ角膜炎が進行してから治療すると、アカントアメーバのシスト化による薬剤耐性にて、治療抵抗性を示して重症化します。そのため、アカントアメーバ角膜炎は、コンタクトレンズ装用者の難治性の感染症として、とくに注意が必要です。

患者説明の ポイント

　黄色ブドウ球菌による細菌性結膜炎の場合、角膜辺縁潰瘍や角膜フリクテンをひき起こすことがあります。そのため、患者さんには、きちんと抗菌薬を点眼してもらいます。

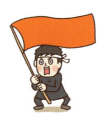

患者説明の ポイント

　通常、アカントアメーバは感染しにくい原虫ですが、不適切なコンタクトレンズの使用や外傷によって感染するケースがあります。いったん感染すると、根治には何カ月もかかることがあります。

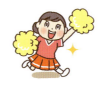

出題者：京都府立医科大学附属病院眼科 横井桂子

問題 Q21　難易度 ★★☆

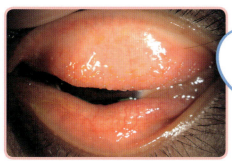

両眼が腫れぼったく、
かゆいです。
赤くなって、目やにも
増えてきました。
最近、アトピー性皮膚
炎の状態も悪いです。

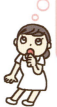

何だろう？
患者さんは32歳の男性
だけど、アトピー性皮膚
炎があるみたい。

出題者：常滑市民病院眼科 山川めぐみ

問題 Q22　難易度 ★★★

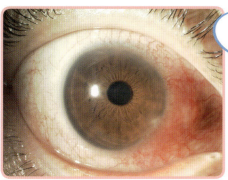

目が赤くて、
重たい感じがします。

何だろう？
赤くなっている部分は……。

A21 アトピー性角結膜炎

● どんな疾患か

アトピー性角結膜炎は、アトピー性皮膚炎の人に起こる慢性のアレルギー性結膜炎です。成年期以降で生じやすく、必ず生じるというわけではありませんが、顔面の皮膚炎の増悪と連動して、長年にわたって、よくなったり、悪くなったりを繰り返します。自覚症状は、掻痒感（かゆみ）、異物感、眼脂、流涙などがあり、他覚的には、写真のような眼瞼結膜の充血、浮腫、びまん性の肥厚、乳頭増殖を認めます。また、上眼瞼ばかりでなく、下眼瞼にも乳頭増殖が認められることがよくあります。

重症例では、角膜が障害され、びらんや潰瘍、かさぶたのようなプラークなどを生じます。角膜が障害さ

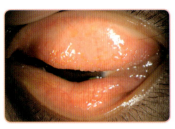

眼瞼結膜の充血、浮腫、びまん性の肥厚、乳頭増殖に注目！

....

A22 上強膜炎

● どんな疾患か

上強膜炎は強膜、あるいはその表面に炎症が起こった状態です。「サーモンピンク様」と表現される、上強膜の充血が特徴です[1]。上強膜炎は、患者さんの訴えや症状、細隙灯顕微鏡による観察で診断できます。

症状は目の不快感や痛みを伴う程度で、疼痛や圧痛などの強い症状を伴うことはまれです。結核やヘルペスウイルスの感染、膠原病などが背景にある場合もありますが、そのほとんどは原因不明とされています[2]。

● 治療

上強膜炎は無治療でも数日から数週間程度で自然治癒しますが、副腎皮質ステロイドや抗菌薬の点眼が勧められます。というのも、この点眼治療の反応が弱け

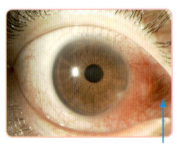

上強膜の充血に注目！

れると視力が低下し、障害が強い場合は治癒しても角膜の乱視が増えたり、混濁が残ったりして、不可逆性の視力障害を残すことがあります。

さらに、眼脂や流涙が眼瞼に付着したり、かゆみで目をこすったりすると、眼瞼皮膚炎が増悪することがあります。

● 治療

アトピー性角結膜炎の治療は、無症状の場合は必要ありませんが、増悪を繰り返す場合は、症状がない寛解期にも抗アレルギー点眼薬などでコントロールします。増悪したときには、必要に応じて免疫抑制点眼薬やステロイド点眼薬を処方し、ときには内服を追加することもあります。免疫抑制点眼薬は寛解期の維持に非常に有効で、最近では、寛解期にも回数を減らして点眼を継続することが推奨されています[1]。増悪が抑制されれば、緑内障などの副作用の恐れがあるステロイドの使用量を減らすことができるので、予防的な点眼の継続は有効です。

れば、より深在性の強膜炎の合併を疑い、さらなる検査と、より積極的な治療を行う必要があるからです[2]。

上強膜炎から強膜炎へと移行することはほぼありませんが、強膜炎はそのほとんどが上強膜炎を合併しているため、注意が必要です。

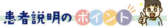

患者説明のポイント

強膜が充血している場合は、結膜が充血したときのように、まぶたの裏まで充血することはありません。なお、強膜炎の場合、上強膜炎を合併していることが多いです。

患者説明の ポイント

　患者さんの自己判断で点眼を中断してしまうと、症状が悪化することがあります。点眼薬がなくなったり、目に違和感があったりするときは、早めに眼科を受診してもらいます。

引用・参考文献

1 ）横井桂子. 写真：春季カタルに対するタクロリムス点眼治療. あたらしい眼科. 31 （3）, 2014, 61- 2 .
2 ）横井桂子. アトピー性結膜炎. 眼科ケア. 19 (2), 2017, 133- 5 .

引用・参考文献

1 ）本田孔士. "上強膜炎". 目で見る眼疾患. 本田孔士編. 東京, 文光堂, 2009, 92- 3 .
2 ）角環. "上強膜炎". 眼科疾患最新の治療 2013-2015. 大橋裕一ほか編. 東京, 南江堂, 2013, 137.

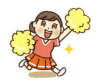

問題 Q23 難易度 ★★☆

出題者：常滑市民病院眼科　山川めぐみ

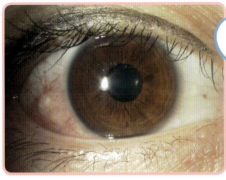

写真提供：丹羽奈緒美先生（名古屋市立大学大学院医学研究科視覚科学）

白目のところが膨らんでいて、ときどき充血したり、コロコロしたりします。

何だろう？
結膜に盛り上がったところがあるわ。

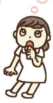

問題 Q24 難易度 ★☆☆

出題者：博愛会病院眼科　棚瀬真帆

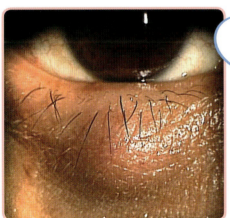

1カ月前から、下まぶたにしこりがあります。痛みやかゆみはありません。

何だろう？
眼瞼に膨らみがある。

A23 瞼裂斑

● どんな疾患か

角膜輪部の結膜に生じる結節性病変を「瞼裂斑」といいます[1]。3時と9時の方向に生じるものがほとんどで、紫外線やコンタクトレンズの装用などによる刺激が原因とされています[2]。眼裂斑は患者さんの訴えや症状、細隙灯顕微鏡による観察で診断できます。

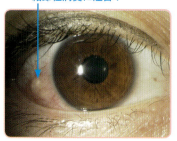

角膜輪部の結膜に生じる
結節性病変に注目！

● 症状・治療

瞼裂斑自体は、とくに症状が出ることはほとんどなく治療の必要もありませんが、なかには眼瞼とこすれることで頻繁に炎症を起こし、瞼裂斑炎を繰り返すタイプもあります。この場合は、非ステロイド性抗炎症薬や低濃度のステロイドの点眼が有効です[2]。

どうしても気になる場合は、手術による切除という

A24 霰粒腫

● どんな疾患か

霰粒腫は、眼瞼（まぶた）にあるマイボーム腺の出口が詰まって慢性的な炎症が起きた結果、肉芽腫という塊ができる病気です。乳幼児から高齢者まで、あらゆる年齢層に発症し、症状としては、眼瞼の腫れや異物感を認めます。麦粒腫と異なり、細菌感染を伴わない無菌性の炎症のため、通常は疼痛や発赤は伴いません。ただし、感染により周囲に炎症が起こった場合は「急性霰粒腫」といい、麦粒腫との鑑別は困難なことがあります[1]。高齢者で同一箇所に再発を繰り返す場合、悪性腫瘍の可能性があるため、注意が必要です。

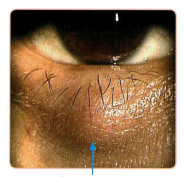

眼瞼の腫瘤に注目！

● 治療

霰粒腫は、腫瘤が小さければ自然に吸収されること

方法もありますが、充血の悪化や再発のリスクなどもあるため、患者さんに十分な説明をしたうえで、手術することが望まれます。

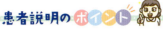

患者説明の ポイント

　瞼裂斑が翼状片などに発展する場合はあまりありません。そのため、瞼裂斑の症状がよほど強い場合を除き、手術ではなく、点眼薬で治療します。

もありますが、腫瘤が大きい場合は治療が必要となります。治療法として、副腎皮質ステロイドを腫瘤に注射する方法や、手術で摘出する方法があります。手術は、皮膚側から切開する場合は眼瞼縁に平行に、結膜側から切開する場合は眼瞼縁に垂直に切開します[1]。細菌感染を伴う急性霰粒腫に対しては、まず抗生物質の点眼などで消炎を図ります。前述のとおり、高齢者で再発を繰り返す場合は悪性腫瘍の可能性があるので、鑑別のために摘出した腫瘤は病理組織学的検査を行う必要があります。

患者説明の ポイント

　霰粒腫は通常、発赤や腫脹を伴いませんが、急性霰粒腫は発赤や疼痛を伴います。なお、霰粒腫は抗菌薬では治らないため、副腎皮質ステロイドを腫瘤に注射したり、手術で摘出したりします。

:⋮ 引用・参考文献 ⋮:
1 ）本田孔士.＂瞼裂斑＂. 目で見る眼疾患. 本田孔士編. 東京，文光堂，2009，78-9.
2 ）福島敦樹.＂瞼裂斑（炎）＂. 眼科疾患最新の治療 2013-2015. 大橋裕一ほか編. 東京，南江堂，2013，101.

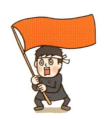

:⋮ 引用・参考文献 ⋮:
1 ）本田孔士.＂麦粒腫と霰粒腫＂. 目でみる眼疾患. 本田孔士編. 東京，文光堂，2009，68-9.

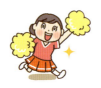

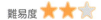

問題 Q25　難易度 ★★☆

出題者：名古屋市立西部医療センター眼科　安田優介

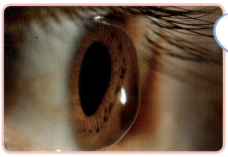

文献1より

> 乱視がひどく、視力も落ちた気がします。

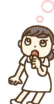

> 何だろう？
> 強い乱視と視力低下が気になるわ。
> 角膜を見てみると……。

第2章 挑戦！ 疾患クイズ Q25 Q26

問題 Q26　難易度 ★★☆

出題者：新潟大学医歯学総合病院眼科　佐々木藍季子

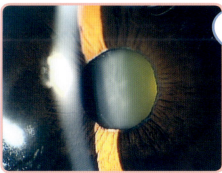

> 健康診断で「眼圧が高い」といわれました。

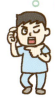

> 何だろう？
> 眼圧の高い患者さんだ。
> 瞳孔縁をみてみると……。

答え A25 円錐角膜

● どんな疾患か

円錐角膜は進行性で角膜中央部が菲薄化し、前方突出する非炎症性の疾患です[2]。思春期に近視や乱視による裸眼視力の低下で発症し、徐々に進行しますが、30〜40歳ごろにはほぼ進行は止まります。全身疾患では、アトピー性皮膚炎、ダウン症候群、結合組織性疾患などに合併して発症します。

● 診断・検査のポイント

典型例では、細隙灯顕微鏡検査で角膜の傍中心下方に菲薄化および突出を認めます[3]。軽症例では、角膜形状解析が補助診断に有用です。

● 治療

基本的には、眼鏡、コンタクトレンズによる矯正で

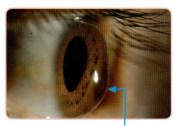

菲薄化して前方突出した、
角膜中央部に注目！

答え A26 偽落屑症候群

● どんな疾患か

偽落屑症候群は、瞳孔縁や水晶体の表面などに白いふけのような落屑物質が沈着する疾患です。散瞳してみて初めて、水晶体前面の周辺部に落屑物質が認められることもあり、注意が必要です。隅角検査では強い色素沈着がみられます。発症当初は片眼のみでも、両眼に進行していく場合もあります。また、心臓、肺、肝臓、腎臓、腸間膜など[1]の眼外にも落屑物質が沈着していることが明らかとなり、現在では全身性の疾患と捉えられています。

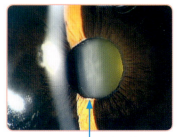

白いふけのような物質に注目！

● 合併症・治療

偽落屑症候群では20〜30％に緑内障を発症しますが[2]、落屑物質が隅角線維柱帯に沈着し、房水の流出障害を

す。不正乱視により眼鏡やソフトコンタクトレンズによる矯正が困難になった場合であれば、治療はハードコンタクトレンズの処方が基本となります。ハードコンタクトレンズの装用が困難になったり、角膜混濁のため、十分な矯正視力が得られなかったりする場合は、角膜移植術の適応となります。

最近では、角膜の強度を上げて進行を抑える「角膜クロスリンキング」、角膜内にリングを挿入して突出している部分を平坦化させる「角膜内リング」という治療法もあります。

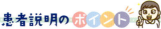

患者説明の ポイント

円錐角膜は角膜の変形により強い乱視が生じて、視力が低下します。角膜の突出が進行すると、角膜が白く混濁して、急激な視力低下や眼痛を起こすことがあります。

来し、眼圧が上昇することで起こり、「偽落屑緑内障」と呼ばれます。40歳代頃からみられるようになりますが、60歳以降での発症が多く、高齢になってから治療を要することが多い疾患です。通常の開放隅角緑内障よりも初診時の眼圧が高く、眼圧の変動も大きく、視野障害も進行していることが多いため、薬物治療で眼圧の下がりが不十分な場合は、早期に手術を計画します。手術は濾過手術や房水流出路再建術が適応となりますが、患者さんの眼圧、年齢、視野障害の程度などを考慮し、選択します[3]。

偽落屑緑内障以外にも、散瞳不良や水晶体を支えるチン小帯の脆弱化、水晶体核硬化、角膜内皮障害などを起こし得るため、白内障手術をする際は通常よりも難易度が高く、注意が必要となります。

引用・参考文献

1 ）山田直之. "円錐角膜". 目の解剖と病気. 眼科ケア 2013 年冬季増刊. 大阪，メディカ出版，2013，92.
2 ）本田孔士. "円錐角膜". 目で見る眼疾患. 本田孔士編. 東京，文光堂，2009，82- 3 .
3 ）大鹿哲郎. "円錐角膜". 前眼部アトラス. 大鹿哲郎編. 東京，文光堂，2007，268- 9 ，（眼科プラクティス，18）.

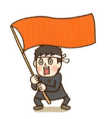

患者説明の ポイント

　偽落屑症候群は水晶体表面や瞳孔縁に白いふけ状、粉状の物質が付着し、緑内障や水晶体偏位を起こす疾患です。緑内障を発症している場合はすぐに薬物治療を行い、改善がみられない場合は手術します。

引用・参考文献

1 ）布田龍佑. 落屑症候群および落屑緑内障の診断と治療. あたらしい眼科. 25 (7)，2008，961- 8 .
2 ）吉野啓. "落屑緑内障". 眼科疾患最新の治療 2013-2015. 大橋裕一ほか編. 東京，南江堂，2013，152- 3 .
3 ）福地健郎. 落屑緑内障の手術成績. 眼科. 57 (9)，2015，1103- 9 .

問題 Q27 難易度 ★★☆

出題者：名古屋市立大学病院眼科視能訓練士　松田安世

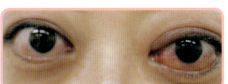

まぶたが腫れて目が出ているようです。
物が2つに見え、とくに上を向くとひどく、片眼を閉じると1つに見えます。

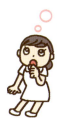

何だろう？
複視を訴えているわ。
眼球をみてみると……。

問題 Q28 難易度 ★☆☆

出題者：名古屋市立大学病院眼科視能訓練士　松田安世

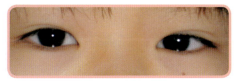

目の位置が真っすぐの場合もありますが、内側に寄っていることのほうが多いです。
健康診断でも指摘されました。

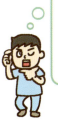

何だろう？
保護者の話では、近くの物を見ようとしたときに目が内側に寄ってしまうようだ。

A27 甲状腺眼症

● どんな疾患か

甲状腺眼症は眼窩組織の自己免疫性炎症性疾患で、甲状腺機能亢進、低下に伴うことが多いですが、機能正常な場合もあります。甲状腺ホルモン異常による新陳代謝障害により、全身に多彩な病状がみられます。

眼症状として、眼瞼後退、眼瞼浮腫、眼球突出（**写真**）、眼球運動障害を起こします。眼球運動障害の特徴は、外眼筋肥厚により伸展障害が起こり、複視を訴えるようになります。最も障害されやすいのは下直筋で上転制限を生じ、次いで内直筋で外転制限がみられます（**図1**）。上転制限には、内上転は軽度で外上転が高度という特徴があります。

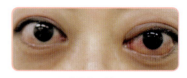

眼球突出に注目！

A28 調節性内斜視

● どんな疾患か

本症例は遠視に対して、明視努力する際に調節が必要となり、同時に誘発される輻湊によって生じる内斜視です（**写真**）。調節、輻湊が完成する1歳ごろに発症することが多く、完全屈折矯正眼鏡をかけることで内斜視が消失します（**図1**）。

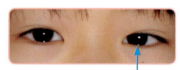

内側に寄っている左眼に注目！

● 眼鏡処方・治療

眼鏡処方を行う際は、日点アトロピン点眼液1%（アトロピン硫酸塩水和物、以下アトロピン）などの調節麻痺薬を点眼したうえで屈折検査を行います。

アトロピン点眼での検査終了後も、2～3週間は薬剤の効果が残っているため、その間に完全屈折矯正鏡の装用を開始するとよいでしょう。

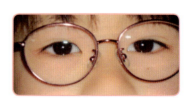

図1 ● 完全屈折矯正眼鏡の装用で内斜視が消失している様子

完全屈折矯正眼鏡を装用すると内斜視が消失している。

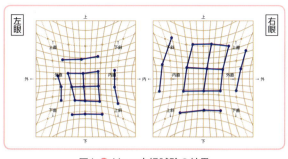

図1 ● Hess赤緑試験の結果

下直筋の伸展障害による上転制限がみられる。

● 検査・治療

　甲状腺眼症の診断には、血液検査や MRI が有用です。治療は副腎皮質ステロイドの投与、放射線の照射などを行い、複視が改善しない場合は手術を施行します。

　完全屈折矯正眼鏡は、そのフィッティングや処方通りに作製されているかどうかを確認します。完全屈折矯正眼鏡は終日装用が望ましいですが、患者さんが嫌がる場合には、テレビや本などを見る間の短い時間でも、少しずつ練習をしてもらいます。経過観察時は、眼位および屈折の変化をチェックして、つねに適切な完全屈折矯正眼鏡を装用してもらいます。

　また、屈折矯正の経過観察と同時に、両眼視機能の状態などにも注意します。完全屈折矯正眼鏡の装用で、遠見眼位、近見眼位ともに斜視が残る、部分調節性内斜視が混在していることもあります。屈折の未矯正による斜視なのか、残余斜視角なのかを判断し、必要であれば、手術、またはプリズム眼鏡を検討します。

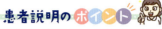

患者説明の ポイント

内科の治療で甲状腺機能異常が正常化すると甲状腺眼症も治ると思っている患者さんがいますが、そうではありません。患者さんにスムーズに治療を受けてもらうためにも正しい疾患の知識をわかりやすく説明することが大切です。

┊ 引用・参考文献 ┊

1）野田実香. "眼窩疾患". TEXT 眼科学. 第 3 版. 坪田一男ほか編. 東京, 南山堂, 2012, 284.
2）三村治. "甲状腺眼症の診断のコツ". 眼科診療のコツと落とし穴③検査・診断. 樋田哲夫ほか編. 東京, 中山書店, 2008, 180-1.

患者説明の ポイント

小児の病気では「いつ発症したのか」「どんなときにその症状が出るのか」などが、診断の助けになることがあります。そのため、保護者にこれまでの経過を詳細に聞いたり、受診時に子どもの母子手帳を持参してもらい、参考にしたりすることも大切です。

┊ 引用・参考文献 ┊

1）久保田伸枝. "斜視の屈折矯正". これでいいのだ斜視診療. 丸尾敏夫編. 東京, 文光堂, 2009, 56-63, (眼科プラクティス, 29).

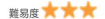

問題 Q29 難易度 ★★★

出題者：Hôpital Lariboisière, APHP and Paris Diderot University／日本大学病院　篠島亜里

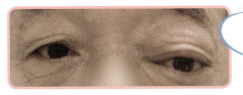

３日前から左眼が涙っぽく、目の痛みがあります。

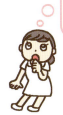

何だろう？
患者さんは63歳の男性だけど、流涙や疼痛があるみたい。

問題 Q30 難易度 ★★☆

出題者：Hôpital Lariboisière, APHP and Paris Diderot University／日本大学病院　篠島亜里

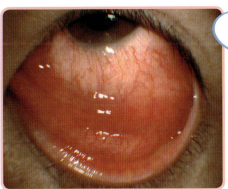

１週間前から左眼が腫れ、３日前から左眼の痛みが出てきました。

何だろう？
患者さんは33歳の男性だが、左眼が腫れて、痛みがあるようだ。

答え A29 眼窩腫瘍

● どんな疾患か

眼窩腫瘍の症状として、眼球突出、眼瞼下垂、眼瞼腫脹、眼球運動障害、疼痛、流涙などがあります。腫瘍が眼球を圧迫することで眼圧が上昇したり、網膜が前方移動し、遠視化を来したりすることもあります。本症例では、眼球突出、眼瞼下垂、眼瞼腫脹がみられます（**写真**）。

● 問診・検査のポイント

患者さんの年齢、病歴（発症時期、発症が両眼または片眼か、経過など）、眼科一般検査所見から疾患を考え、超音波、CT、MRIなどの画像検査や血液検査などを適宜行います（**図1**）。

眼窩腫瘍は全身疾患と絡む場合もあるため、所属リ

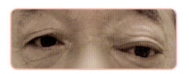

眼球突出、眼瞼下垂、眼瞼腫脹に注目！

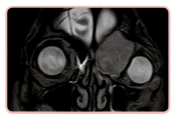

図1 ● 眼窩腫瘍が眼球を圧迫している様子（MRI）

答え A30 クラミジア結膜炎

● どんな疾患か

クラミジア結膜炎はクラミジア・トラコマチスにより発症する結膜感染症です。感染経路として、性行為や経産道感染によるものがあります。結膜の大きな濾胞は癒合して堤防状になります。クラミジア結膜炎では、耳前リンパ節腫脹や圧痛を認め、咽頭炎や泌尿生殖器疾患を伴うことがあります。

患者さんには、パートナーに同様の症状がないかを確認し、もし同様の症状がある場合はパートナーも必ず受診するように伝えましょう。

● 問診・診断のポイント

球結膜から瞼結膜を中心とした充血、膿性に近い眼脂、結膜円蓋部の巨大濾胞を確認することがクラミジ

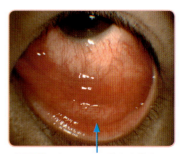

堤防状になっている大きな濾胞に注目！

70

ンパ節腫脹の有無や、副鼻腔疾患の有無、皮膚所見などの全身疾患に関する所見や、問診も大事です。眼窩占拠性病変は多岐にわたるため、脳神経外科や耳鼻科との連携が必要になることもあります。

● **診断のポイント**

成人の良性腫瘍で頻度が高いものとしては、粘液嚢胞、髄膜腫、海綿状血管腫が挙げられます。

前部篩骨洞に腫瘍があると、眼窩内側を圧排することが多いです。後部篩骨洞や蝶形骨洞に腫瘍があると、眼窩先端症候群の原因にもなり得ます。

また、成人の悪性腫瘍で頻度が高いものとしては、リンパ腫、扁平上皮がん、転移性腫瘍が挙げられます。

いずれにせよ、最終的な診断確定には生検を要することが多いです。

本症例は、他人から顔貌の変化を指摘され、受診を強く勧められたことがきっかけで受診しています。精査を進めると、眼位異常、眼球運動障害が認められ、患者さんに話を聞

ア結膜炎の診断のポイントです。片眼性にのみ発症して受診する患者さんも多いため、その点も注意して観察するとよいでしょう。

また、かゆみや乳頭増殖がないかを確認し、アレルギー性結膜炎と鑑別することもポイントです。小型結膜濾胞か巨大濾胞かを確認することで、ウイルス性結膜炎との鑑別にもなります。

患者さんには、①いつから症状が現れたか、②排尿時に痛みはないか、③パートナーに同じような症状がないか、④感染の心当たりはないか、⑤ペットに鳥を飼っていないかの問診をしっかりとり、眼脂の性状、結膜の状態を確認することが大事です。

● **治療**

継続的な眼軟膏や点眼薬が必要となりますが、結膜炎以外の疾患を伴っている場合や、症状の改善がみられない場合は、内服薬も必要となります。

くと、「言われてみれば、何かおかしな感じがしていた」という程度の緩徐な発症でした。

● **治療**

　治療は患者さんの疾患に応じて行います。なお、眼窩腫瘍摘出術では、眼球の後方にある腫瘍を摘出することが多いため、狭い術野を広げる「骨切り」を要することもあり、眼科手術では大がかりな手術です。

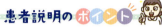

　薬で治る眼窩腫瘍は少ないのですが、眼窩炎性偽腫瘍などの炎症性の腫瘍では、副腎皮質ステロイドが有効なことがあります。

患者説明のポイント

　患者さんには、①いつから症状が現れたか、②排尿時に痛みはないか、③パートナーに同じような症状がないか、④感染の心当たりはないか、⑤ペットに鳥を飼っていないかを確認しましょう。

引用・参考文献
1）篠島亜里. クラミジア結膜炎. 眼科ケア. 19 (2), 2017, 146-7.

問題 Q31 難易度 ★☆☆

出題者：総合上飯田第一病院眼科　**大曽根大典**

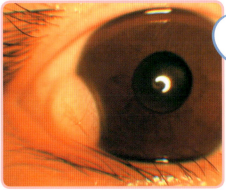

子どもの黒目に白いできものがあります。
悪いものでないかが心配です。

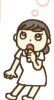

何だろう？
確かに角膜、結膜の境界部に白いできものがある。

問題 Q32 難易度 ★★☆

出題者：総合上飯田第一病院眼科　**大曽根大典**

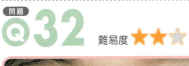
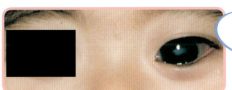

赤ちゃんの黒目が大きく、白っぽく見えます。

何だろう？
少し涙も出ているようだ。

答え A31 角膜デルモイド

● どんな疾患か

角膜デルモイドは出生時より角膜、結膜の境界部に発生し、半球状で充実性の腫瘤として認められます(写真)。通常は片眼性ですが、まれに両眼に認めることもあります[1]。外観上の問題のみならず、角膜乱視による屈折異常弱視を来すことがあり、年齢的に可能であれば、視力検査、屈折検査を行う必要があります。屈折度数とデルモイドの位置は視力予後に関与します[2]。

● 治療

治療は手術の適応です（図1）。単純切除ができればよいのですが、角膜実質深層まで及んでいることも多いため、腫瘍を切除したうえ、周辺部表層角膜移植が必要となる例も多いです。

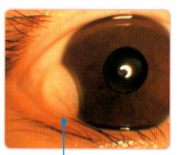

角膜、結膜の境界部に発生した
半球状の腫瘤に注目！

答え A32 牛眼（先天緑内障）

● どんな疾患か

牛眼（先天緑内障）は早発型発達緑内障でみられる所見です。先天的な隅角の形成異常のため、房水の流出が妨げられることが原因です[1]。出生時から3歳以下までに発症している原発先天緑内障では、持続的な眼圧上昇により角膜が伸展され、角膜径の増大を来し、牛眼の所見に至ります。牛眼となる場合、生後1年以内が多いとされています。また、遺伝性に起こる場合もあるようです。高眼圧による角膜浮腫が起こるため、角膜が白っぽく見えたり、反応性流涙がみられたりします[2]。両眼性のものが多いといわれています。全身麻酔下での眼圧検査、角膜径測定、隅角検査などを行い、確定診断とします。

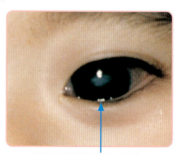

角膜の大きさや白っぽさ、
反応性流涙に注目！

手術の時期は、眼鏡矯正や健眼遮閉などの弱視訓練が必要となるため、それらを行いながら局所麻酔で手術可能な年齢まで待機することが理想的です[3]。ただし、術後も乱視が残存することが多いです。そのため、術後も視能訓練を行い、視力などの経過観察は不可欠です[1]。

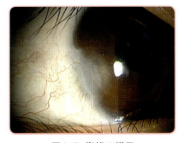

図1 ● 術後の様子

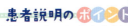

患者説明のポイント

　角膜デルモイドの多くは良性の腫瘍ですが、角膜乱視による屈折異常弱視を来すことがあります。視力検査、屈折検査を行い、精査することが大切です。

● 治療

　治療は、まず緑内障治療薬を点眼してもらいます。しかし、眼圧コントロールが困難であることが多く、短期間で角膜混濁、視神経障害を来すため、手術の適応となるものが多いです。

　術式は線維柱帯切開術（トラベクロトミー）、隅角切開術（ゴニオトミー）を行いますが、角膜径の増大によるシュレム管の同定が困難なことが予想され、経験豊かな術者による手術が必要となります[3]。術後の眼圧の推移によっては、複数回の手術となることもあります。角膜径が大きいほど、予後は不良とされています。早期発見、早期治療が重要です。牛眼は成人になってから見つかることもありますが、多くはかなりの視野異常を来しているケースにみられます。

引用・参考文献

1 ）澤充ほか．"角結膜"．眼科疾患アトラス．東京，金原出版，2008，1322-3．
2 ）谷井啓一ほか．角膜輪部デルモイドの屈折異常と弱視に関する検討．あたらしい眼科．27（8），2010，1149-52．
3 ）大鹿哲郎編．"角膜"．眼科学．第2版．丸尾敏夫ほか監修．東京，文光堂，2011，99．

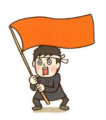

患者説明の ポイント

　高眼圧が持続すると、角結膜移行部が引き伸ばされ、角膜径が増大し、牛眼（先天緑内障）がみられます。牛眼の場合、手術を念頭に置いて、全身麻酔下での眼圧検査、角膜径測定、隅角検査などを行い、確定診断とします。

引用・参考文献

1 ）日本緑内障学会．"緑内障の病型別治療"．緑内障診療ガイドライン．第3版．34-5．
2 ）大鹿哲郎編．"緑内障"．眼科学．第2版．丸尾敏夫ほか監修．東京，文光堂，2011，211-7．
3 ）澤充ほか．"緑内障"．眼科疾患アトラス．東京，金原出版，2008，1430-1．

出題者：名古屋市立大学病院眼科　加地郁子

問題 Q33

難易度 ★☆☆

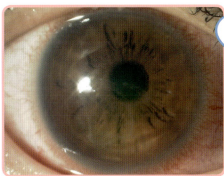

目が痛いです。
普段はコンタクトレンズを使っています。

何だろう？
目が赤く、痛いみたい。

出題者：名古屋市立大学病院眼科　加地郁子

問題 Q34

難易度 ★★★

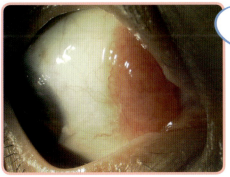

「目が飛び出してきている」と家族にいわれました。

写真提供：丹羽奈緒美先生（名古屋市立大学大学院医学研究科視覚科学）

何だろう？
確かに眼球が突出しており、何かがある。

Ⓐ33 角膜びらん(コンタクトレンズ眼症)

● どんな疾患か

角膜びらん（コンタクトレンズ眼症）は、コンタクトレンズの装用が原因となる角膜疾患です。コンタクトレンズによる酸素不足やドライアイ、長時間の装用、フィッティング不良などによって角膜に障害が出ます。軽症の場合は、異物感や結膜充血（**写真**）などがみられます。重症化すると痛みを伴います。角膜びらん（コンタクトレンズ眼症）は、患者さんの自覚症状やコンタクトレンズの装用状況、細隙灯顕微鏡検査、フルオレセイン生体染色（**図1**）などから診断できます。必要に応じて、涙液検査、角膜内皮細胞検査、角膜形状検査などを行います。

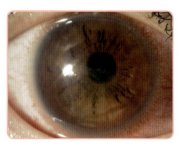

結膜の充血に注目！

Ⓐ34 悪性リンパ腫

● どんな疾患か

悪性リンパ腫は、リンパ球が腫瘍化して増殖する疾患です。おもに眼科ではB細胞系リンパ腫、なかでもMALTリンパ腫という病気をみることが多いです。**写真**では、結膜円蓋部に隆起状に増殖した悪性リンパ腫がみられます。悪性リンパ腫の色調はサーモンピンクに例えられ、淡いピンク色をしています[1]。患者さんの自覚症状はほとんどありません。そのため、腫瘍が大きくなり、眼球突出や眼球偏位で気付くケースが多いです。

診断は腫瘍部位の生検、MRIで行います。また、ほかの臓器に腫瘍が広がっていないかを検索し、その広がりによって、治療方針が決まります。

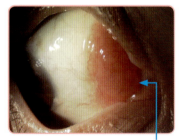

眼球突出と淡いピンク色の腫瘍に注目！

● 治療

治療はコンタクトレンズ装用の中止、ヒアルロン酸点眼、痛みが強い場合は眼軟膏を塗布してもらいます。必要があれば、コンタクトレンズの変更や、ケア用品の見直しを行い、感染症予防のために抗菌薬も点眼してもらいます[1]。

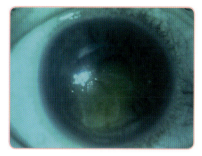

図1 ● フルオレセインで染色した様子

第2章 挑戦！ 疾患クイズ

Q33
Q34

● 治療

治療は、眼局所に対しては放射線療法を行い、血液内科の医師と連携して、必要であれば、全身化学療法も行います。腫瘍が眼窩内にとどまっている場合は、予後良好であることが多いですが、他臓器への播種などを念頭に置いた長期間の観察が必要です[2]。

患者説明の ポイント

悪性リンパ腫は他の臓器や組織、とくに眼以外の中枢神経系に発症すると、生命に関わる疾患です。つねに全身検索が必要であり、早期に診断することが重要です。

患者説明の ポイント

　角膜びらん（コンタクトレンズ眼症）の原因がコンタクトレンズそのものによるものであれば、コンタクトレンズを変更したり、装用を中止したりしてもらいます。ドライアイなどによるものであれば、それに準じた治療を行います。

引用・参考文献

1）下村嘉一ほか.“コンタクトレンズ障害とは？”.眼科診療学ABC.東京,メジカルビュー社,2009,172-5.

引用・参考文献

1）山本修一ほか.“結膜の腫瘍”.講義録：眼・視覚学.東京,メジカルビュー社,2006,113.
2）田野保雄ほか.“悪性リンパ腫”.今日の眼疾患治療指針.第2版.東京,医学書院,2007,466-7.

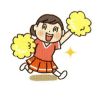

出題者：東京大学大学院医学系研究科感覚・運動機能医学講座眼科学講師 本庄恵

問題 Q35

難易度 ★★☆

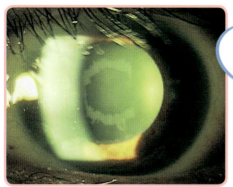

以前からときどき左眼が白っぽくかすんでいましたが、しばらくすると治っていたので眼科にはかかっていませんでした。
先月から目が重い感じがして、左眼が見えにくいことに気がつきました。

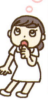

左眼が見えにくいと言っている。
両眼とも視力は（1.2）あるから悪くないはずなのに、どうしてかしら？
眼圧が高い（左眼：34mmHg、右眼：16mmHg）わ。
緑内障に関連する発作かしら？
しかし、充血はしていないみたい。
自然に治るのなら、それほど重くない病気なのだろうな。

出題者：川越あさひ眼科院長 服部知明

問題 Q36

難易度 ★☆☆

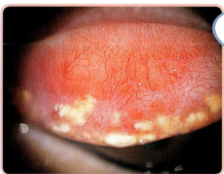

最近、目がゴロゴロします。
まばたきをすると、ゴロゴロとする感じが強くなります。

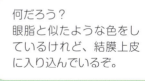

何だろう？
眼脂と似たような色をしているけれど、結膜上皮に入り込んでいるぞ。

A35 偽落屑症候群

● どんな疾患か

　偽落屑症候群は、細隙灯顕微鏡検査で虹彩や水晶体嚢、毛様体、チン小帯、線維柱帯などの前眼部、そして、眼底の動静脈、全身臓器にも白色の落屑物質の付着がみられる全身疾患です（**写真**）。約半数が両眼性、半数が片眼性といわれています。瞳孔縁に付着する偽落屑物質の影響で、散瞳しても瞳孔径に左右差がみられることが多く、落屑物質沈着を発見するサインになります（**図1**）。開放隅角で、サンパオレーシ線を伴う隅角色素沈着が強いのが特徴です（**図2**）。偽落屑症候群では角膜内皮細胞数減少、核白内障進行、水晶体亜脱臼・脱臼、網膜中心静脈閉塞症などの頻度が高くなります。*LOXL1* 遺伝子多型という遺伝的素因が

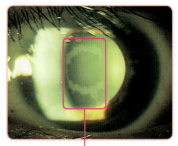

瞳孔縁と水晶体嚢表面の白色の
落屑物質の付着に注目！

....

A36 結膜結石

● どんな疾患か

　結膜結石は、眼瞼結膜の結膜上皮下に好発する白色や黄白色の顆粒として認められます。結石は、脱落した結膜上皮細胞が混ざったヒアリン物質です[1]。通常、結石は結膜上皮下に存在していますが、大きくなると結膜上皮からはみ出し、目の異物感の原因となります。結石がさらに大きくなると、瞬目（まばたき）で角膜上皮を傷つけ、線状の角膜びらんを起こすこともあります。そのため、結膜結石は角膜びらんを起こすドライアイなどの疾患と間違われることがよくあります。点眼してもなかなか治らないドライアイは、結膜結石の可能性を考える必要があります。

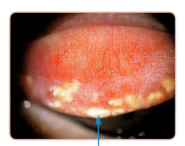

結膜からはみ出た白い組織に注目！

右眼

左眼

図1 ● 本症例の散瞳時前眼部写真

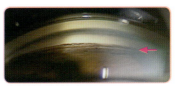

図2 ● 本症例の隅角所見
矢印部分に色素沈着がみられる。

見つかっていて、日本では人口の約50％がハイリスク多型を持っていると報告されています。

　また、偽落屑症候群の25％では、眼圧が上昇する「偽落屑緑内障」といわれる続発緑内障を起こします。偽落屑緑内障は年齢とともに有病率が増えるため、高齢者に多いのが特徴です。チン小帯が弱いことがあり、水晶体の位置異常などから閉塞隅角緑内障や浅前房を来すこともあります。白内障手術時には合併症が起こり、眼内レンズ縫着が必要となることがあります。偽落屑緑内障では年々眼圧が上昇し、年間約1mmHg上昇するといわれています。また、眼圧変動が激しく、しばしば著明な高眼圧を示し、急激に視野障害が進

● 治療

　結膜結石の多くは自然に排出され、無症状であるため、治療の必要はありません。しかし、結石が結膜上皮から露出して、異物感を自覚したときは外科的に除去する必要があります。結石は、点眼麻酔の後に注射針などで摘出します。ただし、結膜上皮下に深く入り込んでいる結石まで除去する必要はありません。除去することで結膜に瘢痕を残したり、出血が多くなったりする可能性があります[2]。

　結石を除去しても、しばらくしてから、ふたたび結石が出現することも多いため、定期的に経過をみることが大切で、再治療が必要な場合もあります。結膜結石は結膜炎に伴って発症することも多いため、抗菌薬や非ステロイド抗炎症薬の点眼治療が行われますが、劇的に改善できるわけではありません。

行することがあります。**写真**の症例でも片眼のみにかなり進んだ視野障害がみられます（**図3**）。通常の緑内障と比較すると視野障害の進行が早く、失明することもあるため、治療のタイミングを逃さないことが大切です。

● 治療

治療は通常の開放隅角緑内障と同様に薬物治療が基本ですが、薬物のみで十分に眼圧がコントロールできない場合は、手術を検討することになります。

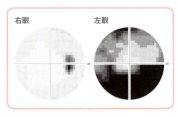

図3 ● 本症例のハンフリー視野検査結果

左眼のみに非常に進行した緑内障性視野障害を認める。中心視野は残存しているため、視力は良好だったと考えられる。

患者説明のポイント

偽落屑緑内障は、遺伝的要因に酸化ストレスや加齢などが加わって、起こる病気です。通常の緑内障よりも視野障害の進行が早い場合が多いため、薬物治療、手術治療のタイミングを逃さず、しっかりと治療、経過観察をしていく必要があります。

患者説明のポイント

目が「ゴロゴロする」「しょぼしょぼする」という原因の一つに結膜結石があります。まばたきと同時に異物感を感じる場合は、結膜結石を疑います。患者さんには、再発の可能性が高いことなどを説明し、痛みを感じたら、早めに眼科を受診するように指導しましょう。

引用・参考文献

1）庄司純ほか. "結膜結石". 今日の眼疾患治療指針. 第2版. 東京, 医学書院, 2007, 94.
2）大鹿哲郎編. "結膜結石". 眼科学. 第2版. 丸尾敏夫ほか監修. 東京, 文光堂, 2011, 70.

問題
Q37 難易度 ★☆☆

出題者：あしかり眼科院長　芦苅正幸

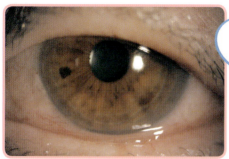

両眼がいつもゴロゴロします。
何となく見えにくいです。

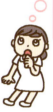

何だろう？
少し白目が赤いわ。
茶目に色の濃いところがあるし、何だか白目がおかしい。

問題
Q38 難易度 ★★☆

出題者：Hôpital Lariboisière, APHP and Paris Diderot University／日本大学病院　篠島亜里

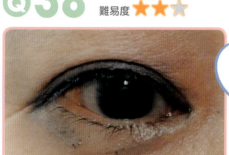

最近、右眼の目尻に黄色いものが見えるようになりました。
痛くはないのですが、気になりはじめました。

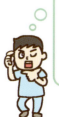

何だろう？
患者さんは55歳の女性だが、目尻にあるのは結膜だろうか……。
ということは、この疾患は翼状片だろう。

A37 結膜弛緩症

どんな疾患か

結膜弛緩症は結膜（白目）のたるみが多くなり、さまざまな目の不快感が出てくる病気で、年齢の増加とともに起こりやすくなります。結膜弛緩症の診断は、細隙灯顕微鏡検査で容易につけることができます。

結膜弛緩症はドライアイと深く関係しています。弛緩（ゆるんだ）結膜に涙がたまり、角膜（黒目）に涙が行き渡らなくなります。それにより、ドライアイの

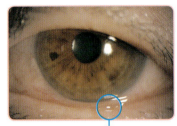

眼瞼からはみ出している
結膜に注目！

症状（目が乾く、目が赤い、かすんで見える、ゴロゴロする、涙が溢れる、目が痛い、目が疲れるなど）が出てきます。

治療

治療法として、たるんで余っている結膜を切除する外科的手術があります。結膜を切って、糸で縫う術式では、術後しばらくの期間は目がゴロゴロしますが、その異物感は徐々に軽

A38 眼窩脂肪ヘルニア

どんな疾患か

眼窩脂肪ヘルニアは眼窩脂肪が球結膜下に脱出したものであり、おもに上耳側に黄色腫瘤として認められます。上耳側に脱出が多い理由としては、上耳側には筋間膜がありますが、外眼筋の走行はないことが関与しています。筋膜の間を通って出てくる鼠径ヘルニアを想像してもらうと、わかりやすいかもしれません。

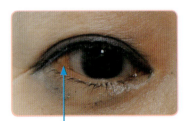

耳側結膜に注目！

眼窩脂肪ヘルニアは高齢の男性に多く発症し、ときに両眼性です。病巣は軟らかく、可動性があるため、容易に押し込めます。脱出組織が脂肪であることの確認と、ほかの眼窩占拠病変のために脂肪が脱出している可能性を除外する意味で、とくに手術を行う症例では、CT や MRI で画像検査を行うことも大事です。

治療

患者さんが流涙、掻痒感、異物感などを訴えるような場合や、整容上の改善の希望があ

a) 前眼部　　　　　　　　　　b) 非接触型マイボグラフィー

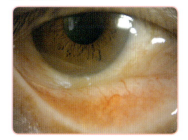 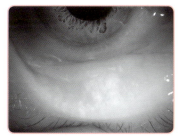

図1 ● マイボーム腺機能不全

bで白く写っているのがマイボーム腺である。

くなっていきます。また、最近では、ドライアイ改善薬を点眼すると症状が軽快するという報告もあります。

　目のマイボーム腺からは脂質が分泌されていますが、その機能が低下する「マイボーム腺機能不全」もドライアイの原因となり、同じような症状が出ます。図1にマイボーム腺

・・

れば、手術することもありますが、本人が気にしていなければ経過観察でよい疾患です。

　手術は、ヘルニア門を確認し、それを強膜に縫着して閉鎖するという方法が主です。しかし、脱出した部分の単純な脂肪切除のみの術式でも再発はほとんどなく、整容上の改善という目的は十分に果たされます。

● 眼窩脂肪ヘルニアに似た異変が現れる疾患の鑑別診断

1）デルモリポーマ

　先天性の病変であり、耳側に好発する良性腫瘍（外胚葉組織の異形成）です。成人になるまで気付かれないこともあります。CTやMRI検査では、眼窩脂肪ヘルニアに類似します。表面に毛髪が確認されることもあります。視機能異常や眼球運動障害を伴うことはありません。ときに輪部デルモイドから連続することもあります。また、ゴールデンハー症候群の一分症としてみられることもあります。ゴールデンハー症候群は、デルモイド、副耳、耳瘻孔を三主徴としますが、ほかに頭蓋の非対称、片側の下顎低形成、難聴、口蓋裂などを伴うことがあります。大多数は手術が不要ですが、患者さんから整容上の改善の希望があれば、手術を行います。

機能不全の前眼部と赤外線光による非接触型マイボグラフィーを示します。このマイボーム腺機能不全を治す薬は、現在はありません。マイボーム腺が詰まって、出にくくなっている脂質を排出する処置をしたり、アイシャンプーで目を洗ったり、目を温めて脂質を出しやすくしたりすることで、ドライアイの症状を軽くすることができます。

　このように、結膜弛緩症はほかの病気と関係しながら、さまざまな症状をひき起こします。結膜弛緩症は視力がどんどんと悪化していくという病気ではありませんが、患者さんがどの症状に対して困っているのかしっかりと理解して、治療を行うことが大切です。

患者説明のポイント

　結膜弛緩症はゴロゴロとした異物感がある以外に「涙が止まらない」「シカシカする」「目が充血する」「目の不快感」など、さまざまな症状があり、すべての症状を完全に治癒させることは困難です。しかし、「もう高齢だから仕方がない」というのではなく、薬物療法、手術療法のよい点、悪い点をしっかりと説明して、患者さんに納得してもらえる治療を行っていくことが重要です。

2）脂肪腫

　結膜にできる脂肪腫は非常にまれです。一般に、成人になってから発見されます。淡黄～橙黄色の境界鮮明な腫瘍であり、多脂性です。

3）脂肪肉腫

　結膜の脂肪肉腫は極めてまれであり、脂肪腫に類似した臨床特徴を示します。

4）悪性リンパ腫

　40歳以降の成人、とくに60歳以降の高齢者に発症します。全身のリンパ腫が眼窩、眼瞼に浸潤する場合もあります。

5）結膜MALTリンパ腫

　表面平滑なサーモンピンク様の腫瘍であり、組織学的にリンパ球の腫瘍性増殖が結膜上皮に浸潤します。

患者説明のポイント

　眼窩脂肪ヘルニアは、異物感や流涙感などの自覚症状がなければ、経過観察でよい疾患です。スパーテルなどで押し込むと、引っ込むことが診断のポイントとなります。患者さんが整容上の問題で手術を希望するのであれば、手術することも可能です。

Q39
難易度 ★☆☆

出題者：名古屋市立大学大学院医学研究科視覚科学　鈴木克也

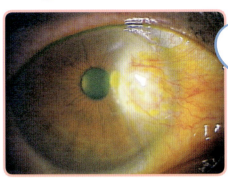

目がゴロゴロします。それに何だか黒目の部分が白くなっているのですが……。

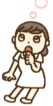

何だろう？
異物感があるということは、目の表面に何かあるのかしら。
確かに目頭のところの結膜が何だかおかしいわね。

問題 Q40
難易度 ★★★

出題者：名古屋市立東部医療センター眼科副部長　水谷武史

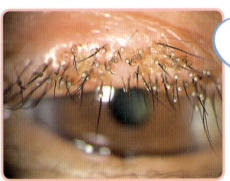

数日前から両眼がとにかくかゆいです。見え方はとくに変わりありません。

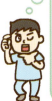

強い掻痒感を訴えている割には、結膜も眼瞼も充血、浮腫の程度が軽く、違和感があるなあ。黄色透明の眼脂様物質が眼瞼皮膚に付着しているうえ、半透明の球体物質がまつげに多数付着している。これは何だろう？

答え A39 翼状片

● どんな疾患か

翼状片は、変性した結膜が角膜組織を破壊し、角膜内部へ侵入する疾患です。小さなものでは無症状のこともありますが、大きさによっては、目の充血、異物感、流涙などの症状を来します。病気が進行してくると角膜形状を変形させ、乱視や視力低下をひき起こすこともあります。

翼状片の詳しい発生原因はわかっていませんが、紫外線やほこりなどの機械的な要因による慢性的刺激が引き金となり、結膜下組織が異常増殖を起こして角膜上に侵入すると考えられています。患者さんの男女比は2：1で男性に多く、鼻側結膜から侵入するタイプが90％以上を占めます。

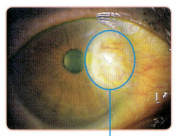

角膜上に張り出すように増殖した
膜状組織に注目！

答え A40 睫毛ケジラミ寄生症

● どんな疾患か

睫毛ケジラミ寄生症は寄生部位の強い搔痒感がおもな症状で、皮疹を欠くのが特徴といえます。ケジラミのおもな寄生部位は陰部ですが、本症例のように、まつげなど、体毛のある部位はどこでも寄生する可能性があります。

細隙灯顕微鏡で観察すると、眼瞼に付着した黄色透明の眼脂様の物質は虫体であり、まつげに付着していた半透明の球体は虫卵であることがわかります（図1）。さらに高倍率で確認すると、幼虫から成虫までさまざまな段階の虫体が眼瞼皮膚から吸血している様子や、成虫がまつげにつかまり、虫卵を産み付けている様子が観察されます（図2）。

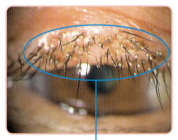

眼瞼に付着した黄色透明の
眼脂様の物質に注目！

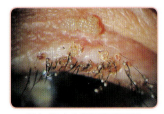

図1 ● 本症例の眼瞼所見

● 治療

翼状片の治療は、点眼による経過観察と手術による切除に分けられます。目の充血や流涙などの症状が強い場合は、ステロイド点眼薬を処方して経過をみますが、対症療法であり、症状の改善が乏しい場合は外科的治療を考慮しなくてはなりません。根本的に翼状片を除去するためには手術が必要となります。手術に踏み切るポイントとしては、対症療法が奏効しない場合や、翼状片の増大による乱視や視力低下を来した場合などが考えられます。

別の症例もみてみましょう（図1、2）。

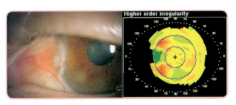

図1 ● 術前の患眼と角膜形状解析

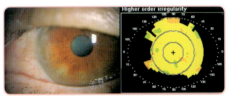

図2 ● 術後の患眼と角膜形状解析

● 治療

治療は虫体および虫卵を鑷子で用手的に取り除き、まつげをすべて根部より切除することが最も効果的です。孵化に約7日、成虫になるまで約10日、成虫として1カ月生存し、1日3〜9個の産卵を続けるというケジラミの生活環を考慮して、1週間から1カ月間は再発に注意して経過観察する必要があります。また、薬局で入手可能な市販薬のスミスリン®パウダー（フェノトリン）をワセリンでのばして、睫毛根部に1日1回塗布し、1週間で寛解したという報告があります[1]。この場合も1週間以上の継続使用が必要です。

本症例の場合は、初診時に虫体46体、虫卵71個を除去し（図3）、まつげを根部よりすべて切除しました。

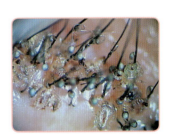

図2 ● 本症例の睫毛根部の拡大所見

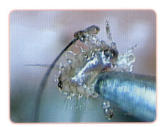

図3 ● 本症例の虫体の除去の様子

この症例では、左眼の鼻側結膜から翼状片ができています。サイズは小さめですが、術前の角膜形状解析で翼状片のある部分のすぐ上下に不正乱視が出現しています（図1）。手術を行って翼状片を切除すると、見た目にすっきりするだけでなく不正乱視も軽減していることがわかります（図2）。

患者説明のポイント

　患者さんには、翼状片が大きくなったり、乱視がひどくなったりしなければ、このまま様子を見ていても大丈夫だと説明します。また、瞳孔の部分にまで病気が進んでくると、視界に影ができて視力にも影響が出るため、定期的に様子を見ながら、経過を観察することが重要であることを話すとよいでしょう。

二次感染予防に抗生物質の眼軟膏を塗布して、翌日および1週間後の再診予約をとりました。

患者説明のポイント

　ケジラミ寄生症は性感染症（sexually transmitted diseases；STD）であると同時に、タオルや寝具の共有による家族内の間接感染もあります。とくに接触の密な母子間の感染も多く、相互感染を繰り返すことがあるため、しっかりと説明しましょう。なお、症状消失後も1週間以上の治療、経過観察の継続が必要であり、問診で免疫不全の有無、感染経路の調査をし、必要に応じて家族単位で診察、治療を行い、衣類、寝具の洗濯を含め、感染拡大を予防することも大切です。感染後に症状を自覚するまでに1〜2カ月かかることが多いです。

引用・参考文献

1）山崎厚志ほか. 睫毛ケジラミ寄生症の小児例. 臨床眼科. 46（3），1992，359-61.

Q41 難易度 ★☆☆　　出題者：名古屋市立大学大学院医学研究科視覚科学　丹羽奈緒美

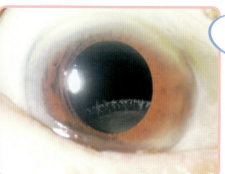

転んで顔をぶつけたら、急に右眼が見えなくなりました。

何だろう？
右眼 0.02（1.2）、
左眼 0.6（1.0）と、
右眼の裸眼視力だけが落ちている……。

Q42 難易度 ★★☆　　出題者：大阪大学大学院医学系研究科眼科学教室講師　三木篤也

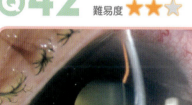

朝から頭痛があって、少し吐き気もしてきました。
目がぼやけて見えにくくなってきました。

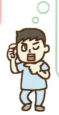

何だろう？
充血があって、角膜が濁って分厚くなっている。
右眼と比べて、左眼の瞳孔が大きいような気もするけれど……。

A41 水晶体亜脱臼

● どんな疾患か

水晶体は「チン小帯」と呼ばれる細い糸で支えられています。このチン小帯が外傷などで一部切れ、水晶体が本来の位置からずれたものを「水晶体亜脱臼」といいます。加齢や先天異常、強度近視などのために、チン小帯が弱くなっていると起こりやすくなります。

多くは片眼に起こり、水晶体のずれが軽度であれば視力は正常ですが、水晶体のずれが大きいと近視や遠視、乱視が強くなります。本症例の患者さんでは、右眼に強い遠視が生じていました（**表1**）。さらに、水晶体が脱臼することで炎症（ぶどう膜炎）や眼圧上昇が生じ、結膜充血や角膜混濁を起こすこともあります。

また、先天異常などでもともと水晶体の位置がずれ

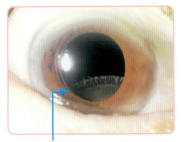

本来の位置から半分以上も下方にずれている水晶体に注目！

A42 急性閉塞隅角緑内障

● どんな疾患か

急性閉塞隅角緑内障は「緑内障発作」とも呼ばれ、眼内の房水の流出路である隅角が閉塞することにより、突然の高度な眼圧上昇を来す疾患です。隅角閉塞は、もともと隅角が狭い（狭隅角）人に起こります。眼球そのものが小さい人は隅角も狭い傾向にあるので、眼軸長が短い遠視の人に多い疾患です。同じ理由で男性よりは女性に多く、やや小柄な人に多い傾向にあります。

房水は眼内の毛様体で産生され、後房から瞳孔を通って前房に至り、隅角から排出されます。もともと狭隅角の人が加齢とともに白内障を生じると、水晶体が混濁するだけでなく膨隆します。これにより、房水が後房から瞳孔を通って前房へと抜けにくくなります（瞳孔ブロック、**図1**）。

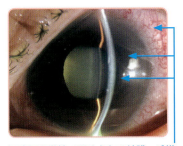

細隙灯顕微鏡で認められる結膜・毛様充血、角膜浮腫、中等度散瞳に注目！

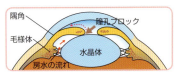

図1 ● 瞳孔ブロック

表1 ● 本症例の視力検査の結果

右眼	0.02（1.2 × S ＋ 13.00D ⌒ C － 1.50D Ax90°）
左眼	0.6（1.0 × S － 0.25D ⌒ C － 1.25D Ax80°）

ている「水晶体偏位」と呼ばれるものもあります（図1）。ホモシスチン尿症のほか、マルファン症候群（高身長、手指が長い）、マルケサニ症候群（低身長、手指が短い）などの特徴的な全身症状を伴うものがあり、患者さんが来院した際に疾患を予測するヒントになることがあります。

症状は水晶体のずれの程度によりさまざまで、視力の発達障害を来していることもあります。

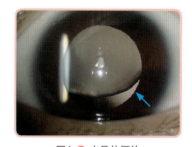

図1 ● 水晶体偏位
水晶体が上方にずれており、チン小帯が観察される。

瞳孔ブロックにより虹彩が前方へ弯曲し、虹彩が角膜に接触することで隅角が閉塞します。

瞳孔ブロックは、とくに中等度散瞳している状態で最も大きくなるため、発作は夜間や早朝など自然に散瞳するタイミングで生じやすいです。また、眼科で検査するために散瞳したときや、散瞳作用のある薬を服用したときに生じることもあります。

眼痛、頭痛、悪心などの症状から閉塞隅角緑内障を疑った場合は、眼圧を測定して眼圧上昇を確認します。細隙灯顕微鏡では前房が浅く、結膜・毛様充血がみられ、角膜浮腫を生じています。隅角検査で隅角が閉塞していることを確認します。

● 治療

治療としては、D－マンニトールやグリセオール®（濃グリセリン）などを点滴して眼圧を下降させるとともに、ピロカルピン塩酸塩を点眼して縮瞳させて、隅角の閉塞を開放します。薬物治療で眼圧を下降させた後、瞳孔ブロックによる虹彩の前方弯曲を解除するため、レーザー、もしくは手術で虹彩を切開します。虹彩の根本に穴を開けると房水が抜けるバイパスになり、これによって虹彩の前方弯曲が解除されます（図2）。薬物で眼圧下降が得られない場合は、そのまま虹彩切開を行いますが、合併症を起こすリスクが高くなります。

● 診断・検査のポイント

　水晶体亜脱臼の診断は散瞳薬を点眼し、細隙灯顕微鏡で水晶体が正しい位置にあるかを確認して行います。外傷や角膜混濁などで観察が難しい場合には、超音波検査などを行います。

● 治療

　治療は水晶体のずれが軽度の場合には、そのまま経過をみます。水晶体のずれの程度が大きく、視力低下や眼圧上昇などを合併している場合には、水晶体を摘出します。水晶体亜脱臼では、チン小帯が一部切れているため、眼内レンズの挿入が難しい場合も多く、眼内レンズを毛様体に縫い付ける手術を行うこともあります。

患者説明のポイント

　水晶体亜脱臼では、水晶体を支えているチン小帯が外傷などで切れ、水晶体が元にあった位置からずれることで視力障害などが起こることを説明しましょう。水晶体のずれが小さい場合には、そのまま様子をみますが、ずれが大きい場合には、手術で水晶体を摘出し、眼内レンズを入れて、視力改善を図ります。

a）虹彩切開前　　　　　　　b）虹彩切開後

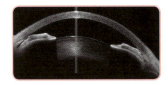 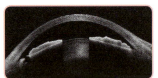

図2 ● 虹彩切開前後

そのため、できるだけ薬物で眼圧下降を図ります。

　最近では、虹彩切開の代わりに水晶体再建術を行うことも多くなりました。水晶体再建術とは膨隆した水晶体を摘出して眼内レンズに入れ替えることで、虹彩切開より前房を大きく開く効果があります。

患者説明のポイント

　頭痛や吐き気という症状ですが、原因は目の病気にあり、痛みや低下した視力の回復のため、早期に眼圧下降治療が必要であることを説明します。発作後に長時間が経過した場合は眼圧が下降しても視力が回復しないケースがあること、角膜内皮が少ない場合には角膜混濁が回復せず、移植など角膜の治療が必要になる可能性があることも話しましょう。さらに対側眼にも発作を生じるリスクが高く、患眼の治療後早期に対側眼の予防的治療が必要であることも伝えます。

問題 **Q43** 難易度 ★☆☆

出題者：にしわきアイクリニック院長　西脇晶子

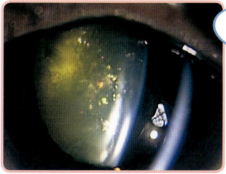

最近、両眼ともかすんで困っています。

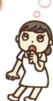

何だろう？
あっ、水晶体がきらきらしているわ！

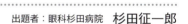

問題 **Q44** 難易度 ★★☆

出題者：眼科杉田病院　杉田征一郎

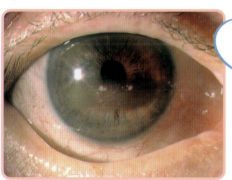

以前から、ときどき目がゴロゴロします。
最近、目がかすんで見えにくいです。

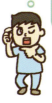

何だろう？
黒目が何だかいつもと違って変な気がする。
どうやら腎臓病で内科にも通院中のようだ。

A43 クリスマスツリー白内障

● どんな疾患か

クリスマスツリー白内障は核白内障、皮質白内障の特殊型です。典型的には、加齢白内障の核、皮質部分にきらきらと光る赤、青、黄色の点状、針状、板状の結晶物がみられます。細隙灯顕微鏡検査でスリット光を動かすと、あたかも灯りが点滅するように、あちこちで種々の色のものが輝いて見え、クリスマスツリーを連想させるため、命名されました。過去の報告からは、比較的高齢者（70歳以上）に多く、とくに男女差はなく、多くは片眼性であるとされています。視力低下は顕著ではない傾向です[1, 2]。

組織学的には、規則正しい水晶体線維構造が乱れ、その部位にコレステロールの結晶が入り込んで、水晶

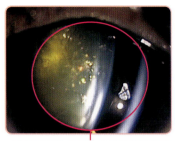

水晶体各部に沈着した結晶様物質の呈色に注目！

A44 帯状角膜変性

● どんな疾患か

帯状角膜変性は本来は透明である角膜の浅い部分におもにカルシウムが沈着して、目の不快感や視力低下をひき起こす病気です（**図1**）。

診断は細隙灯顕微鏡検査で容易につけることができます。角膜の中央に帯状の淡い混濁がみられるのが特徴で、最初は角膜の周辺側から混濁が始まり、次第に中央に向かって拡大して瞳孔領にかかってくると視力低下につながります。**写真**のように病変と角膜輪部との間には透明帯がみられます。スイスチーズ様と呼ばれるまだらな小さな穴の開いた外観となることもあります。

帯状角膜変性はさまざまな原因で起こります。ぶど

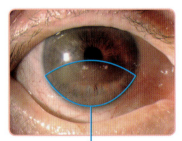

瞳孔領にかかる淡い混濁と角膜輪部との間にある透明帯に注目！

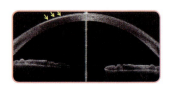

図1 ● 前眼部OCT
角膜上皮下の浅い部分に混濁がみられる。

体各部に結晶様物質が沈着し、呈色するとされています[3]。一方、カルシウムイオン濃度の上昇により加齢に伴った異常なクリスタリンの変質が起こり、その結果、システィンが結晶様構造を形成するという報告もあります[4]。

神経疾患である筋緊張性ジストロフィ、また、代謝異常である低カルシウム血症および副甲状腺機能低下症（テタニー白内障）に伴って観察されることもあります。本症例の右眼徹照像を図1に示します。左眼は、通常の皮質白内障のみを認めました。

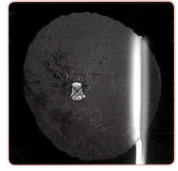

図1 ● 80歳の男性患者の右眼徹照像
不規則的な点状、線状、結晶状の混濁を認める。

● 治療

クリスマスツリー白内障の治療は、通常の白内障と同様に視機能が低下し、自覚的に生活に支障を来した場合、外科的治療（水晶体再建術）を行います。

う膜炎や重症ドライアイなどの慢性眼炎症疾患でしばしばみられ、ほかにも緑内障や、硝子体手術でシリコーンオイルの入った目にも生じます。副甲状腺機能亢進症や悪性腫瘍、慢性腎臓病などの全身疾患で高カルシウム血症のある人に起こることもあります。

● 治療

治療法としては、治療的レーザー角膜除去術（phototherapeutic keratectomy：PTK）と、酢酸の

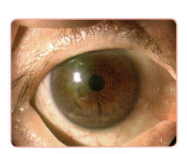

図2 ● PTK術後

一種であるエチレンジアミン四酢酸（ethylenediaminetetraacetic acid：EDTA）を用いる方法があります。術後の炎症が少なく、仕上がりがきれいな点でPTKが第一選択となります（図2）。PTKは手術時間が5分程度と短く、患者さんの負担が軽いのも利点です。ただし、術後に遠視化などの屈折変化が起こることが欠点で、屈折変化に対しては眼鏡を更新するか、白内障があれば手術で眼内レンズの度数を合わせて対応する必要があります。

患者説明の ポイント

　細隙灯顕微鏡で観察するとカラフルな混濁がきらきらしていて、本当にクリスマスツリーの電飾が輝いているように見えます。しかし、患者さん本人にこの輝きが見えることはないようです。クリスマスツリー白内障により生活に支障を来す場合は、外科的治療（水晶体再建術）を行います。

引用・参考文献

1 ）飯沼巖ほか. Christbaumschmuck-Katarakt の 1 例. 眼科. 10 (6), 1968, 392- 3 .
2 ）魚谷純ほか. クリスマスツリー飾様白内障 1 例の組織所見およびコレステロールについて. 眼科臨床医報. 74 (1), 1980, 39-44.
3 ）和田裕靖ほか. クリスタリン白内障. あたらしい眼科. 25 (8), 2008, 1101- 2 .
4 ）Shun-Shin, GA. et al. Morphologic characteristics and chemical composition of christmas tree cataract. Invest. Ophthalmol. Vis. Sci. 34 (13), 1993, 3489-96.

EDTA は角膜上皮を除去した後に使用し、時間をかけて帯状変性を溶かす方法で、手術時間は約 20 〜 30 分程度です。高価な機器は不要で、術後屈折変化はほとんどありませんが、まれに術後炎症が少し強く出たり、多少、くもりが残ることがあります。いずれの治療も角膜上皮を剝離するため、術後は患者さんに点眼薬の使用とともに治療用のコンタクトレンズを 1 週間程度装用してもらい、上皮再生を促します。

　帯状角膜変性は原因疾患によっては再発することもあるため、原因疾患の治療が十分にできているかどうかを確認することが大切です。

患者説明の ポイント

　帯状角膜変性は初期のころは自覚症状がなく、進行するにつれて「見えづらくなった」「目がゴロゴロする」などの症状が出てきます。治療法については、良い点、悪い点をしっかりと説明して、患者さんが納得のいく方法を取ることが望ましいです。
　また、再発を減らすために原因となる眼科疾患の治療は欠かせません。全身疾患に引き続いて起こっている場合は、内科医とも連携して、検査、治療をしたほうがよいことを患者さんに理解してもらうことが大切です。

問題 Q45

出題者：たがわ眼科クリニック院長　田川茂樹

難易度 ★★★

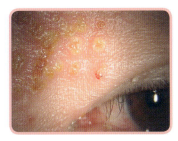

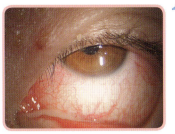

目やにと充血も気になりますが、眼球よりも上まぶたがピリピリと痛いです。

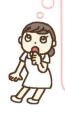

何だろう？
結膜充血とまぶたの腫れがあるから、ひょっとすると「はやり目」かもしれない。
でも、まぶたに何かぶつぶつがあるようにも見えるのだけれど……。

問題 Q46

出題者：福井大学医学部眼科学教室　山田雄貴
同　髙村佳弘

難易度 ★★★

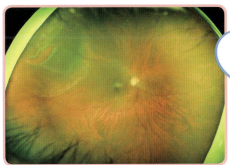

数年前からときどき虫が飛んだように見えていましたが、ここ数日はとくにひどいです。

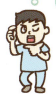

飛蚊症と呼ばれる症状だ。
経過観察でもよいのかな？

答え A45 ヘルペス性眼瞼炎

● どんな疾患か

　ヘルペス性眼瞼炎の原因ウイルスには、水痘帯状ヘルペスウイルス（varicella zoster virus；VZV）と単純ヘルペスウイルス1型（herpes simplex virus-1；HSV-1）があります。初感染の場合、VZVは全身の水疱を特徴とする水痘を発症するのに対し、HSV-1は約90%が不顕性感染となります。HSV-1眼瞼炎は、眼瞼に限局した軽度発赤と小水疱形成を来すのに対して、VZV眼瞼炎では三叉神経支配領域に有痛性の水疱を形成するため、眼周囲のみならず鼻背や鼻先部にも同様の皮疹（Hutchinson 徴候）がみられることもあります。また、HSV-1眼瞼炎の再発例では、同時に急性濾胞性結膜炎や耳前リンパ節腫脹を伴うことが

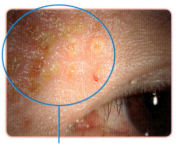

眼瞼の水疱形成に注目！

答え A46 裂孔原性網膜剝離

● どんな疾患か

　網膜剝離には大きく分けて、裂孔原性と非裂孔原性の2つがあります。ここでは、裂孔原性網膜剝離に絞って解説します。

　裂孔原性網膜剝離はその名の通り、網膜に生じた裂け目（裂孔）が原因となり、その部分から網膜が剝がれている状態をいいます。網膜に密着していた硝子体は加齢とともに液化し、網膜から分離します。この際に硝子体が網膜を牽引し、裂孔が形成されることがあります。とくに本症例のように「格子状変性」と呼ば

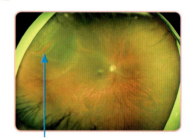

網膜に裂け目ができて、剝がれていることに注目！裂孔を伴う網膜剝離の範囲が中心窩に及ぶかどうかが重要！

れる弱いところに裂孔は起こりやすく、さらに牽引がかかると網膜は剝離します。視神経乳頭から硝子体が外れることを「後部硝子体剝離」といいますが、これが起こりやすい中高年に網膜剝離は好発します。ただし、若い人でも近視やアトピー性皮膚炎の強い人は網

あり、アデノウイルス性角結膜炎との鑑別を要する場合があります。

　VZVによる眼合併症は、角結膜炎のほかにも、強膜炎、虹彩炎、涙腺炎、外眼筋麻痺など、じつにさまざまですが、HSV-1はアトピー性皮膚炎に合併した場合、重症のヘルペス性皮膚感染症を生じ、カポジ水痘様発疹症を発症することがあります。

● 治療

　治療法は、皮疹が限局している症例には、アシクロビル眼軟膏を1日3〜5回、局所塗布するのみで奏効するケースが多いです。病態が広範囲に及んでいたり、疼痛の訴えが強い患者さんには、アシクロビル錠やバラシクロビル塩酸塩錠などの抗ウイルス薬の内服投与が有効です。

　とくに重度のVZV眼瞼炎では、早期に治療を開始することで、後遺症であるヘルペス後疼痛の発症を減らすことができるため、診察結果から臨床診断ができ次第、試験的に抗ウイルス薬内服を開始することも検討項目の一つと考えます。

　本症例の場合、血清学的検査やウイルス学的診断は行っていませんが、特徴的皮疹が上

膜剝離を発症することが少なくないため、注意が必要です。

　網膜剝離のある患者さんは、網膜が剝離した領域と反対の部分に暗点を自覚します。たとえば、本症例では右眼の上耳側が剝離していますが、この場合、右眼においては左下の方向が暗く感じます。中心窩が剝がれると急に視力は低下するため、急いで眼科を受診する患者さんも少なくありません。中心窩が剝がれた状態が長く続くと、手術をしても視力が回復せず、最悪の場合は失明に至ることもあります。また、裂孔形成の際に網膜の血管が切れた場合、血液が硝子体に流入（硝子体出血）することで、急な視力低下を自覚する患者さんもいます。硝子体出血を起こすと眼底観察が難しくなりますが、糖尿病などの基礎疾患がない患者さんでの硝子体出血においては、網膜剝離を常に念頭に置いておく必要があります。

● 治療

　裂孔が形成されたばかりの段階では、裂孔周囲をレーザーにより光凝固（網膜光凝固術）し、進行を抑制することも可能ですが、いったん網膜剝離が起こってしまった場合は、原

眼瞼に限局している臨床像と、仕事の忙しさで体調を崩したころから症状が始まったという問診結果から、まず、HSV-1眼瞼炎を疑いました。発症からの時間経過が長く、疼痛の訴えも強かったために、初回から抗ウイルス薬の内服加療を選択しましたが、速やかに改善傾向がみられたことからも臨床診断ができたと考えています（図1）。

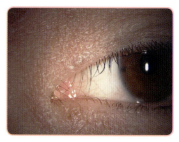

図1 ● 内服加療後

患者説明のポイント

　臨床の場では特徴的皮疹が診断の決め手となりますが、発熱や下痢、過度のストレスなどによる体調不良からの誘発であったり、免疫抑制状態などが背景にないか、また、同様の皮疹の罹患既往がないかなどを聴取することも大切です。疼痛にも特徴があり、ピリピリと電気が走ったような感覚の訴えや掻痒感の合併も多いです。診察所見に加え、問診から得られる情報が診断に役立つ疾患です。

則として、手術が必要です。以前は、裂孔が存在する部分の強膜に特殊なスポンジを埋没させて、裂孔を閉鎖する強膜内陥術（強膜バックリング手術）が広く行われていました。しかし、近年は硝子体手術によって牽引の原因となる硝子体を郭清し、ガスを注入することで網膜を内側から押さえつけ、復位させる方法が主流となっています。ガスは自然に吸収され、その間に裂孔周囲に行った網膜光凝固術の凝固斑が瘢痕化すれば裂孔は閉鎖し、網膜剥離は治癒します。ただし、裂孔が複数あったり、下方に形成されたりしていると、復位が得られず、再手術が必要となることもあります。

患者説明のポイント

　裂孔原性網膜剥離は早期の手術加療が必要な疾患です。加齢とともに飛蚊症を自覚することは珍しくありませんが、周辺から黒い物が見え、徐々に拡大するようであれば、網膜剥離が疑われるため、早めに眼科医の診察を受けることが大切です。網膜が中心窩まで剥がれてしまうと、視力が急激に低下します。さらにそのまま放置すれば、失明する恐れがあります。網膜剥離は手術で治せますが、時には再手術が必要となることもあります。

問題 Q47 難易度 ★★★

出題者：名古屋市立大学大学院医学研究科視覚科学　柴田優

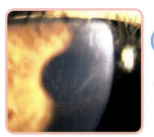

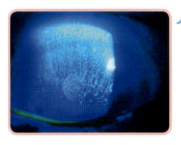

両眼がかすみ、ゴロゴロします。

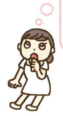

何だろう？
両眼視力は0.5に低下しているわ。
患者さんは消化器がんの化学療法中らしいわ。

問題 Q48 難易度 ★★☆

出題者：北海道大学大学院医学研究院眼科学教室　濱田怜

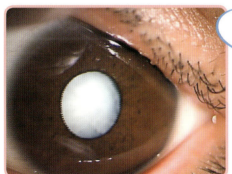

片眼がまったく見えないです。

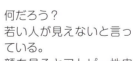

何だろう？
若い人が見えないと言っている。
顔を見るとアトピー性皮膚炎があるようだ。

Ⓐ47 薬剤性角膜上皮障害

● どんな疾患か

　薬剤性角膜上皮障害の原因として、点眼薬によるものはよく知られていますが、ティーエスワン®（テガフール・ギメラシル・オテラシルカリウム配合）、ノルバデックス®（タモキシフェンクエン酸塩）、タルセバ®（エルロチニブ塩酸塩）などの抗がん薬の内服が原因で生じることもあります

　角膜上皮障害の症状は、霧視や羞明、流涙、異物感などです。上皮障害が角膜中央部に及ぶと視力低下を来すこともあります。角膜上皮障害の程度は、フルオレセイン染色をして観察します。

　本症例では、両眼の視力低下を認め、細隙灯顕微鏡検査にて両眼角膜中央から下方にかけて著明な角膜上

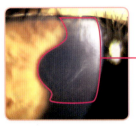

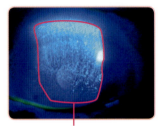

両眼性の角膜上皮障害と抗がん薬の内服に注目！

Ⓐ48 アトピー白内障

● どんな疾患か

　アトピー白内障は、文字どおりアトピー性皮膚炎に伴って生じる白内障のことであり、若年に発症する白内障の主要原因です。皮膚病変に対する副腎皮質ステロイドの長期投与、掻痒感に対する眼部叩打による外傷、慢性炎症に伴う併発白内障などの関与も考えられています。

　症状としては、白内障に伴う視力障害、羞明などがあります。典型的には前嚢下白内障で初発し、後嚢下から成熟白内障に至ります。ごく初期では視力障害の程度はそれほどではありませんが、水晶体の中央部分が白内障にて混濁するため、成熟白内障まで進行していない前嚢下白内障の段階でも高度の視力障害を呈す

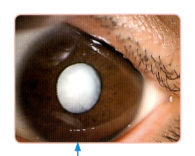

水晶体の混濁に加えて、患者さんがアトピー性皮膚炎であることに注目！

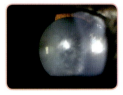

図1 ● 前嚢下白内障

皮障害（点状表層角膜症）を認めました。一部に "epithelial crack line" と呼ばれる線状の上皮障害も見られます。病変が角膜中央部にあるため視力低下を来しています。点眼薬の使用歴はなく、抗がん薬であるティーエスワン®を内服していました。ティーエスワン®は、胃がん、直腸がん、頭頸部がんなどに対して広く用いられている経口抗がん薬で、フルオロウラシル（5-FU）のプロドラッグであるテガフールが含まれています。眼科領域の副作用としては涙道通過障害が有名ですが[1]、角膜上皮障害を来すことも知られており、重症例では角膜穿孔に至ったという報告もあります[2]。ティーエスワン®による角膜上皮障害は涙液中の 5-FU が角膜上皮の基底細胞の分裂を阻害するために生じると考えられています。本症例では涙道通過障害は見られませんでした。

● 治療

　治療は原因薬剤の投与中止が原則です。しかし、原疾患の治療のために継続投与が必要な場合もあり、処方医と連携しながら治療する必要があります。本症例では、ティーエスワン®の内服を中止し、防腐剤を含まない人工涙液を点眼することにより改善を得ました。

ることがあります（図 1）。

　診断は若年でアトピー性皮膚炎（とくに顔面皮膚病変）があり、白内障を認め、外傷やぶどう膜炎などに伴う続発性白内障などのほかの原因疾患を除外することで診断されます。診断については問診などから判断できますが、アトピー白内障の場合は白内障と同時に、毛様体上皮の脆弱性や掻痒感に対する顔面への叩打癖による外傷などにより網膜鋸状縁断裂、毛様体裂孔やそれらを原因とする網膜剥離を伴うことがあるため、注意が必要です[1]。網膜剥離の有無により手術方法や術後の視力予後などが変わるため、術前の眼底検査は非常に大切です。眼底透見が困難な症例では、超音波や網膜電図などを使って検査します。

● 治療

　治療は加齢白内障と同様に手術となりますが、患者さんが若年であるため、術後の調節機能の喪失を考慮することが必要です。視力障害の程度だけでなく、患者さんに日常生活の障害の程度を聞いて、手術するかどうかを判断します。

　術後は加齢白内障と同様に感染などに注意が必要ですが、本症例の場合はひき続き、顔

しかし、内服を再開させると角膜上皮障害は再発しました。再度、処方医と相談し、ティーエスワン®の投与を中止したところ、角膜上皮障害は消退し、視力は1.0に回復しました。最終的に角膜上皮障害の改善、あるいは治癒を得られたのは、ティーエスワン®を中止できた症例に限られていたという報告もあります[3)]。

患者説明のポイント

　眼症状とは一見関係がないように思える抗がん薬の内服が角膜上皮障害の原因となっていることがあります。そのような場合は、患者さんに病状をわかりやすく説明し、時には、他科の医師と連携しながら治療する必要があります。また、眼症状とは一見関係がないように思える内服薬の服用についても患者さんに詳しく聴取しておくことが、診断につながる場合があります。

引用・参考文献

1）伊藤正ほか. 経口抗がん剤 S-1 による角膜障害の 3 例. 日本眼科学会雑誌. 110 (11), 2006, 919-23.
2）細谷比左志ほか. 抗癌剤 TS-1®による遷延性角膜上皮欠損から角膜穿孔に至った 1 症例. あたらしい眼科. 32(2), 2015, 67-8.
3）細谷友雅ほか. 抗癌薬 TS-1®の全身投与が原因と考えられた角膜上皮障害. 臨床眼科. 61 (6), 2007, 969-73.

面を叩打する可能性があります。術後に眼内レンズ偏位や網膜剥離を誘発する可能性があるため、患者さんに叩打をやめるように十分に指導する必要があります。

患者説明のポイント

　白内障は高齢者の病気と思っている人もいるため、原因がアトピー性皮膚炎であることも含めて、患者さんに説明しましょう。網膜剥離など、ほかの病気が併発していなければ、術後の視力予後は良好ですが、白内障手術は眼内レンズを挿入するため、術後は調節機能がなくなります。術前にそのことを患者さんにしっかりと説明しましょう。また、術後に眼内レンズ偏位や網膜剥離が起こらないように、顔面への叩打などはしないように指導しましょう。

引用・参考文献

1）野田徹. "アトピー白内障". 今日の眼疾患治療指針. 田野保雄ほか編. 第2版. 東京, 医学書院, 2007, 325-6.

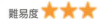

問題 Q49 難易度 ★★★

出題者：名古屋市立大学大学院医学研究科視覚科学　髙瀬範明

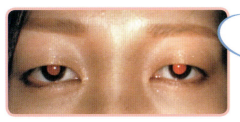

上のほうが見づらい気がします。

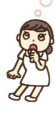

一見すると、正常であるように思うけれど、どこが異常なのだろう？

問題 Q50 難易度 ★★☆

出題者：厚生連高岡病院眼科医長　木村雅代

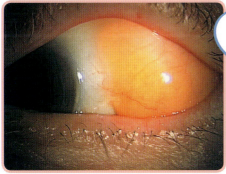

何だか目に違和感があり、ゴロゴロします。白目のところが腫れています。

何だろう？
白目部分に黄色い腫瘤がある。

Ⓐ49 偽眼瞼下垂

● どんな疾患か

患者さんは 20 歳代の女性で「最近、まぶたが重たく感じられ、上のほうが見づらい」という主訴で来院しました。一見すると「どこも悪くないのではないか？」と思ったりもしますが、よくみてみると上瞼のラインが瞳孔にかぶさっています。本症例をみたときに、読者の皆さんは「これは眼瞼下垂だろうか？」と思うかもしれません。しかし、眼瞼下垂ではありません。眼瞼下垂は、神経、筋肉（腱膜）に原因がある疾患ですが、本症例では、それらに異常はありません。

さらによくみてみると、じつは、まぶたは瞳孔を覆わない程度に開いていますが、皮膚が上からかぶさって瞳孔に掛かっていることがわかります。このように

上瞼のラインが瞳孔に
かぶさっていることに注目！

Ⓐ50 眼窩脂肪ヘルニア

● どんな疾患か

眼球の周りには脂肪や筋肉がありますが、目の奥の脂肪が前のほうに出てくるものを「眼窩脂肪ヘルニア」と呼びます。

目の奥の脂肪組織（眼窩脂肪）は、眼窩の前方ではテノン嚢という組織により眼球と分離され、眼窩の深部では眼窩隔膜により隔てられています。テノン嚢が脆弱化すると脂肪塊が前方へ移動し、膜下に透見されるようになります。これが眼窩脂肪ヘルニアです。

眼窩脂肪ヘルニアは中年の男性に多くみられ、移動性に富み、片眼あるいは両眼の上耳側結膜下に表面は平滑な軟らかい黄色の腫瘤として認められます。正面視では目立たない場合も、眼球運動に伴って出現する

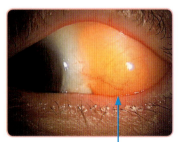

腫瘤の色調に注目！

まぶたの動きが悪くないにもかかわらず、皮膚のたるみによって瞳孔に皮膚がかぶさることを「偽眼瞼下垂」といいます。

● 治療

偽眼瞼下垂の治療には、皮膚のたるみを取る「切除」が一般的です。最近では、出血を抑えるためにCO_2レーザーを使用したり、高周波メスを使用して眼瞼の皮膚を切除したりしています。本症例では、上瞼のまつげの生え際である上眼瞼縁から4mmのところでCO_2レーザーを使用して切開を行いました。皮膚の切除量は5mm幅程度となります。本症例の術後の状態を**図1**と**図2**に示します。**図1**は、術後1週間の状態です。まぶたの腫れは若干ありますが、上瞼が瞳孔全体を覆

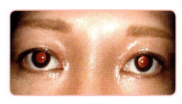

図1 ● 術後1週間

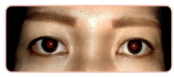

図2 ● 術後3カ月

ことがあります。

腫瘍が小さければ視機能に影響を及ぼすことはありませんが、患者さんが自覚的に違和感がある場合や整容目的に受診する場合が多いです。

上耳側結膜にみられる腫瘍性病変としては、涙腺嚢腫や結膜悪性リンパ腫などが挙げられますが、腫瘍の色調などから、眼窩脂肪ヘルニアとの鑑別は容易です。

● 治療

治療としては、手術的に切除となりますが、ヘルニア門の閉鎖が難しい場合は、再発する可能性があります。腫瘍が視機能に影響せず、患者さんが整容的に気にならなければ、手術をせず、経過観察としてもよいでしょう。

うことなく、ほぼしっかりと開いていることがわかります。術後、患者さんは「目がとても開けやすくなった。明るくなった」と言っていました。図2は、術後3カ月の状態です。腫れもすっかり引き、傷口も目立ちません。

患者説明のポイント

　偽眼瞼下垂では、まぶたの皮膚がたるんで瞳孔まで覆いかぶさり、視野が狭くなります。患者さんには、偽眼瞼下垂の治療は、あくまで美容目的ではなく視機能の改善が目的であることを説明しましょう。

患者説明のポイント

　前述のとおり、眼窩脂肪ヘルニアの患者さんは、黄色い腫瘤病変が整容的に気になり、受診することが多いです。患者さんには、手術で腫瘤を切除することが可能であると伝えるとよいでしょう。同時に、患者さんが整容的に気にならない、眼表面に障害がみられない場合は、経過観察とすることも可能であると説明しておきましょう。

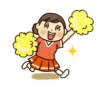

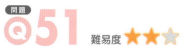

問題 Q51 難易度 ★★☆

出題者：福井大学医学部眼科学教室　山田雄貴
　　　　同　髙村佳弘

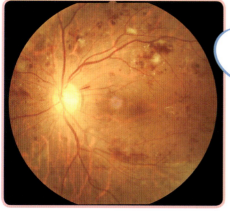

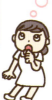

内科の先生に勧められて受診しました。
見えにくいという自覚はありません。

視力障害は今のところ、ないようだけど、眼底写真をみると……。
病状と自覚症状との間に大きな隔たりがあるわね。

問題 Q52 難易度 ★★☆

出題者：お花茶屋眼科副院長　吉田ゆみ子

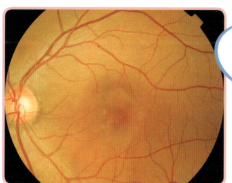

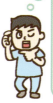

10日ほど前から、ピントが合わない感じで見づらいです。
中心が暗く、左右で色の見え方が違います。最近、仕事がとても忙しいです。

中心が暗いということは何か黄斑の病気だろうか？
しかし、眼底写真ではあまり異常がないようにみえる。仕事が忙しくて見づらいようだけれど、疲れ目だろうか？

第2章　挑戦！疾患クイズ Q51 Q52

A51 糖尿病網膜症

● どんな疾患か

糖尿病は血管の病気であり、糖尿病網膜症はその重要な合併症の一つです。糖尿病網膜症の分類方法はいくつかありますが、最も重要な所見は血管新生です。糖尿病により毛細血管が広範囲に閉塞すると網膜は虚血状態に陥り、新生血管が生えてきます。この血管新生を境として、前増殖期、増殖期に区別します。新生血管は網膜から硝子体の方向へ立ち上がって生えてくるのが特徴で、新生血管が破綻すると硝子体出血につながり、突然の視力低下に陥ります。さらには新生血管と硝子体が足場となって、増殖膜が張ってきます。

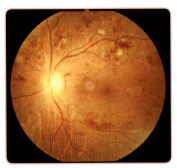

出血や白斑に注目！
自覚症状がなくても油断しないことが大切！

増殖膜の増生により網膜に牽引がかかり、網膜剥離に進展します。血管新生が隅角に生じると血管新生緑内障となり、高度な眼圧上昇を来すこともあります。このように、血管新

....

A52 中心性漿液性脈絡網膜症

● どんな疾患か

中心性漿液性脈絡網膜症とは、黄斑部の漿液性網膜剥離を特徴とする疾患で、30〜40歳代以降の中年男性の片眼に好発します。以前から心身のストレスが誘因といわれており、重症の腎疾患のある患者さん、副腎皮質ステロイドや免疫抑制薬の全身投与をしている患者さんでの発症も知られています。脈絡膜循環障害により脈絡膜血管血流がうっ滞し、さらに脈絡膜毛細血管の透過性亢進により組織液が脈絡膜に貯留するこ

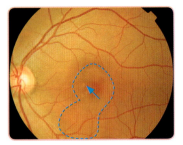

うっすらと円形の影があることに注目！

とに始まるとされています。その後、組織液が網膜下へ漏出し、漿液性網膜剥離が生じます。漿液性網膜剥離のために「中心が丸く暗く見える」と訴える患者さんは多く、また、網膜剥離で網膜が前方に移動するため、「ピントが合いにくい」と訴える患者さんもいます。

眼底写真では漿液性網膜剥離の範囲がうっすらと確認できる程度の場合が多いですが

生が引き金となって、失明のリスクが生まれます。ですから、血管新生を起こさないようにすることが重要です。血管新生の要因は網膜の虚血であり、その程度は蛍光眼底造影検査によって、無灌流領域を描出することで評価できます。無灌流領域に対するレーザー光凝固（網膜光凝固術）は、増殖変化を抑制するうえで重要なツールです。硝子体出血や牽引性網膜剝離に進行した場合でも、硝子体手術により改善させることができます。

　糖尿病の患者さんにおける視力低下のもう一つの大きな要因となるのが糖尿病黄斑浮腫です。糖尿病黄斑浮腫は糖尿病網膜症のどの段階でも起こり得ます。近年は、光干渉断層計（optical coherence tomography；OCT）により容易かつ詳細に病状を評価できるようになりました。

● 治療

　抗血管内皮増殖因子（VEGF）薬や副腎皮質ステロイドの硝子体内注射が効果的ですが、効果を持続させるには頻回な投与が必要となる問題点もあります。

（**写真点線部分**）、原因となる漏出箇所が白色〜灰白色の混濁として、確認できることもあります（**写真矢印部分**）。

　光干渉断層計（optical coherence tomography；OCT）では明確に網膜剝離を確認できます。また、漏出箇所の断面では網膜色素上皮の断裂が描出されることもあります（**図1a**）。網膜剝離については、撮像箇所を移動させることで、網膜剝離の範囲を確認できます（**図1b**）。

a)

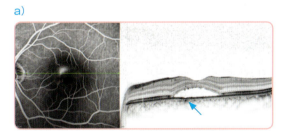

b)

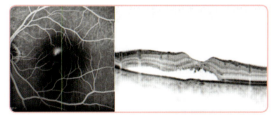

図1 ● OCT画像

aの漏出箇所の断面では網膜色素上皮の断裂が描出されている。撮像箇所を移動させて、網膜剝離の範囲を確認できる（b）。

● まとめ

　前述のとおり、硝子体出血や糖尿病黄斑浮腫、網膜剝離などによって、初めて視力低下が自覚されます。逆にいうと、これらの所見がなければ、自覚症状も乏しく、患者さんは自分で病状の進行度を知ることが困難です。糖尿病になってから網膜症を発症するまでにも数年がかかります。そのため、糖尿病の患者さんには、自覚症状がなくとも眼科を受診して定期検査を受けることが重要であることを説明しましょう。糖尿病網膜症の根本的な原因は持続した高血糖であり、高血圧も無関係ではありません。糖尿病網膜症のどの段階においても、これらの是正を目的とした綿密な全身管理が大事であることは忘れてはいけません。

患者説明の ポイント

　糖尿病の患者さんには後述のように説明するとよいでしょう。糖尿病網膜症は後天性失明の原因の第2位を占める、リスクの高い疾患ですが、糖尿病黄斑浮腫や硝子体出血が起こるまでは自覚症状に乏しい場合がほとんどです。見えているからといって、決して楽観的に考えてはいけません。医師から「あなたは糖尿病です」といわれたら、定期的に眼科を受診することが重要です。内科において血糖管理をしっかりと行い、眼科において適切な時期に加療すれば、多くの場合、失明を免れることができます。

● 治療

　治療は3〜6カ月で自然治癒することも多いですが、改善傾向がない場合は、漏出部位への光凝固術を行います。しかし、病変が中心窩に近過ぎる場合は治療ができないこともあります。その場合は保険適用外治療ですが、光線力学療法（photodynamic therapy；PDT）を選択することも最近では多くなっています。

患者説明の ポイント

　中心性漿液性脈絡網膜症は、30〜40歳代以降の男性の片眼に起こることが多い疾患です。心身のストレスも誘因になるといわれており、そのため、働き盛りの男性の患者さんが多いです。

　仕事上、見え方の質が落ちて、不安になる患者さんもいますが、中心性漿液性脈絡網膜症は3〜6カ月で自然治癒することも多い病気です。比較的視力は保たれることも多いため、心配し過ぎないように患者さんを安心させることが大切です。

問題
Q53
難易度 ★★☆

出題者：福井大学医学部眼科学教室　山田雄貴
同　髙村佳弘

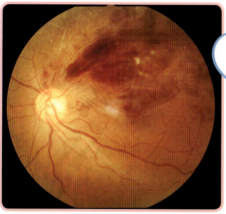

目が急に見えにくくなりました。
とくに下のほうが見えません。

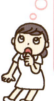

何だろう？
眼底写真をみると赤黒いものが扇状に広がっているね。
黄斑の中心部分は含まれているかしら？

問題
Q54
難易度 ★☆☆

出題者：JA 愛知厚生連豊田厚生病院眼科　富安胤太

アムスラーチャート

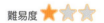

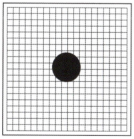

気付いたら、3日前から視野の中心が見えません。

OCT 画像

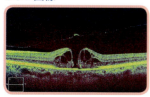

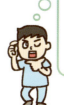

何だろう？
どうやら網膜の病気のようだが、網膜に何か出血のようなものが生じたのだろうか？

答え A53 網膜静脈分枝閉塞症

● どんな疾患か

網膜静脈閉塞症はその名の通り、網膜の静脈が閉塞することで、網膜に血流が足りない部分が形成され、浮腫が生じて視機能に影響が出る疾患です。虚血型と非虚血型に分類されますが、非虚血型のほうが網膜感度の低下は軽度です。動脈硬化の進行と関係が深く、高血圧や脂質異常症、糖尿病といった基礎疾患の有無についても精査する必要があります。網膜静脈閉塞症は動脈硬化が進行する高齢者に起こりやすい眼疾患ですが、血管に炎症が起こる病気（血管炎、膠原病など）により、若年者に発症することもあります。

網膜の動脈と静脈は、その交叉部において同じ血管鞘に包まれています。動脈硬化が進んで、動脈が硬く

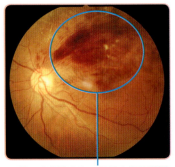

扇状の火炎状出血に注目！黄斑浮腫が中心窩を含むかどうかが重要！

答え A54 黄斑円孔

● どんな疾患か

黄斑円孔は眼底の中心にある黄斑部の網膜に孔（穴）が開く病気です。硝子体の最も外側の網膜と接する部分を「硝子体皮質」といいますが、加齢とともに黄斑部網膜に接する硝子体皮質に接線方向の張力が加わります。すると、網膜と硝子体皮質は中心部で強く接着しているため、網膜の中心に前方への牽引力が加わり、黄斑部網膜に亀裂が入って黄斑円孔ができると考えられています。

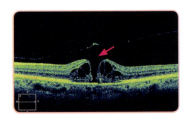

OCT画像をみると、黄斑部に穴が開いている！

● 検査

黄斑円孔は光干渉断層計（optical coherence tomography；OCT）検査で容易に評価できます。瞳から網膜の状態をみる眼底検査でも、黄斑円孔は確認できます。

なることで静脈の内腔が狭くなり、血栓が詰まりやすくなるといわれています。網膜静脈閉塞症の眼底写真は非常に特徴的で、本症例の眼底写真（写真）も典型的な火炎状出血を示しています。視神経乳頭で閉塞すれば網膜中心静脈閉塞症（central retinal vein occlusion；CRVO）となり、視神経乳頭よりも末梢で閉塞が生じれば、網膜静脈分枝閉塞症（branch retinal vein occlusion；BRVO）となります。網膜静脈閉塞症は黄斑部の浮腫を伴います。中心窩に浮腫が及ぶと歪視や視力低下を招き、そうした症状の自覚を契機として、眼科を受診する患者さんも少なくありません。糖尿病網膜症と同様に広範囲の網膜虚血は血管新生を誘導し、時に硝子体出血をひき起こします。突然の硝子体出血で手術を行い、出血を除去したら、網膜の静脈閉塞が確認されることも珍しくありません。

● 検査・治療

CRVO の場合、血管新生緑内障を合併することもあります。虚血の指標となる無灌流領域は、蛍光眼底造影検査で描出できますが、近年は、OCT angiography（OCTA）によって、造影剤を使用せずに検出することが可能となりました。血管新生の抑制には無灌流領域へ

● 治療

20 年前までは黄斑円孔の治療は不可能とされていましたが、最近では、ほとんどが硝子体手術で孔は閉鎖します。硝子体はそれほど重要な役目がある組織ではないため、切除しても視覚に直接的な影響はありません。

手術では、網膜の最も内側（硝子体に近い側）にあたる「内境界膜」という薄い膜を剥がします。少し難しい操作ですが、こうすることで術後の再発を減らせます。最後に眼球内部にガスや空気を注入し、手術は終わりです。

術後は円孔周囲の網膜がガスや空気で押さえつけられている間に円孔が小さくなっています。すると、円孔中心に残っているわずかな隙間に「グリア細胞」という周囲の細胞をつなぎ合わせる働きをする細胞が現れ、円孔を完全に塞いでくれます。ただし、ガスは気体であるため、つねに眼球の上に移動してしまいます。そのため、術後しばらくはガスが円孔部分からずれないように、患者さんにうつ伏せの姿勢を保ってもらう必要があります。これを守らないと、再手術が必要になる確率が高くなります。

の選択的な光凝固（網膜光凝固術）が有効です。

　網膜静脈閉塞症に伴う黄斑浮腫に対しては、抗血管内皮増殖因子（VEGF）薬の硝子体内注射が治療の主流です。とはいえ再発も多いため、抗 VEGF 薬の頻回投与が必要となる場合が少なくありません。網膜静脈閉塞症で考えられる合併症としては眼内炎や脳梗塞などがあり、それぞれの発生頻度は低いですが、頻回投与になると、それらのリスクも高まります。抗 VEGF 薬自体が高価であることも含め、期待される効果とともに注射回数や合併症に関しては、患者さんへの十分な説明が必要です。

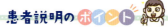

患者説明のポイント

　網膜静脈閉塞症はおもに動脈硬化により、網膜の静脈が閉塞してしまう病気です。これが原因で視力の要である黄斑部に腫れ（黄斑浮腫）が生じ、視力低下を起こします。抗 VEGF 薬により黄斑浮腫を改善することが視力回復につながりますが、即効性はあるものの再発も多いため、複数回の治療が必要になる可能性があります。高血圧や脂質異常症を指摘されている患者さんは、内科の医師の指導の下、きちんと全身管理をしてもらうことが大事です。

患者説明のポイント

　黄斑円孔は眼底の中心にある黄斑部の網膜に孔が開く病気です。黄斑部は物を見るために重要なところであり、黄斑円孔になると非常に物が見えにくくなります。多くの場合、変視症（物がゆがんで見える）で始まります。

　黄斑円孔は 20 年前までは治療不可能とされていましたが、最近では、手術でほとんどが閉鎖できるようになっています。黄斑円孔は高齢者に多い病気ですが、目の打撲などで若い人にも起こることがあります。

問題 Q55 難易度 ★☆☆

出題者：弥生病院眼科　渡辺五郎

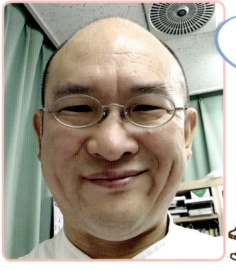

2～3日前から右眼が涙っぽくて、ゴロゴロします。昨日、大好きな寿司を食べたのですが、いつもと違って、おいしく感じませんでした。

何だろう？
涙っぽいにもかかわらず、ゴロゴロするなんて、ドライアイかな？
それとも目に異物でも入っているのかな？
でも、寿司がおいしくないなんて、寿司のねたが悪かったのかな？

問題 Q56 難易度 ★★★

出題者：お花茶屋眼科副院長　吉田ゆみ子

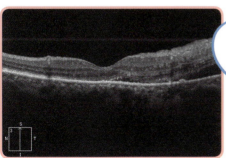

2週間ぐらい前から、物がゆがんで見えます。中心がぼやけて見えて、だんだんとひどくなっているようです。

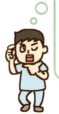

何だろう？
黄斑部に水がたまる病気のようだ。
中心性漿液性脈絡網膜症だろうか？

A55 顔面神経麻痺（ベル麻痺）

● どんな疾患か

顔面神経麻痺には、脳出血、脳梗塞、脳腫瘍などの脳自体に原因がある中枢性と、脳よりも末梢の顔面神経が障害されて起こる末梢性があります。両者の簡単な見分け方として、額のしわに左右差があるもの（患側の額のしわが寄りにくい）が末梢性顔面神経麻痺で、左右差がないものが中枢性顔面神経麻痺です。そのため、本症例は末梢性顔面神経麻痺となります。

末梢性顔面神経麻痺は原因不明で、突然発症するベル麻痺が最も多く、次いでハント症候群、側頭骨骨折などによる外傷性麻痺となります。顔面神経は、顔の筋肉、涙腺、耳の奥（アブミ骨筋）、舌・唾液腺などに分布しているため、患側の顔のゆがみ（皮膚が垂れ

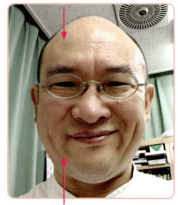

患側の額のしわと口角が
上がりにくいことに注目！

A56 加齢黄斑変性（滲出型）

● どんな疾患か

滲出型の加齢黄斑変性は脈絡膜より異常な血管（脈絡膜新生血管）が生じ、新生血管からの漏出による網膜浮腫や出血などの変化により網膜を障害します。

本症例の光干渉断層計（optical coherence tomography；OCT）画像では黄斑部に漿液性網膜剥離を認めますが、新生血管を疑う所見はみられません。しかし、中心窩から上方の網膜に浮腫を認め、下方よりも厚みが増しています。このような場合、その先に主病巣がある可能性があり、その部位の断層像も病勢をみるためには必要となります（写真）。

眼底写真では中心窩鼻上側に網膜下出血、白色のフィブリンを伴う活動性の高い所見が確認されます（図1）。

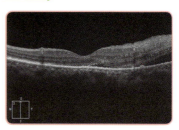

中心から上方にいくほど網膜剥離の
丈が高く、上方の網膜がやや分厚く
なっていることに注目！

ているように見える）、聴覚障害、味覚障害などが起こります。末梢性顔面神経麻痺は脳神経外科、神経内科、耳鼻咽喉科、麻酔科などで診断、治療する疾患です。そのため、患者さんが初診で眼科を受診することは少ないですが、目の症状としては、閉瞼不全、瞬目と涙液の減少による眼乾燥感とドライアイが問題となります。

　軽症例では、点状表層角膜症、角膜びらんなどをひき起こし、重症例では、角膜潰瘍、角膜感染、角膜穿孔などに注意が必要です。本症例では、瞬目と涙液の減少による眼表面の乾燥により、右眼がゴロゴロすると患者さんが訴えていましたが、眼瞼がたるんで下がってしまうため、涙液が外眼角から流れてしまう流涙感も出ていました。

● 治療

　ベル麻痺は自然に治癒することもあり得ますが、治療するほうが回復は早いです。ベル麻痺は重症化すると麻痺が残る場合があるため、できるだけ早期に治療を開始することがよいとされています。ベル麻痺の治療は、神経の腫れを抑えるために副腎皮質ステロイドの内服や点滴、神経の修復を促すためのビタミンB_{12}の内服です。また、ヘルペスウイル

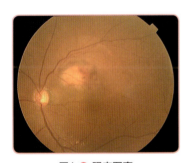

図1 ● 眼底写真

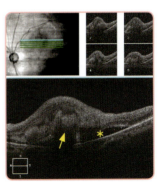

図2 ● OCT画像
網膜内へと浸潤している脈絡膜新生血管および炎症に伴うフィブリン（矢印部分）と新生血管からの漏出に伴う漿液性網膜剥離（＊）がみられる。

この部位をOCTで撮影すると網膜内へ新生血管が浸潤し、ここから網膜浮腫や中心窩方向へ広がる漿液性網膜剥離が生じていることがわかります（**図2**）。

スがベル麻痺の発症に関与していることが多いため、抗ウイルス薬の内服も行い、ドライアイに対しては人工涙液や眼軟膏を用います。

　角膜上皮障害が重篤な場合には、日中の点眼や眼軟膏の塗布だけでなく、夜間にサージカルテープなどで強制的に閉瞼させる必要のある場合があります。手術（顔面神経減荷術）を積極的に行っている施設もあるようです。また、麻痺が残って兎眼になった場合は、眼形成手術の適応となることがあります。

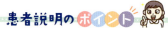

患者説明のポイント

　「目がゴロゴロする」の原因は、まぶたが閉じにくいことと、涙の量が減っていることです。また、眼表面の乾燥や眼軟膏の塗布により、目がかすんで見えにくくなることがあります。小まめに点眼して、必要であれば、眼軟膏の塗布、サージカルテープによる閉瞼を考えます。

● 治療

　加齢黄斑変性に対する治療は、抗血管内皮増殖因子（vascular endothelial growth factor；VEGF）薬治療と光線力学療法（photodynamic therapy；PDT）が現在の主流となっています。病型や病勢などにより単独で行ったり、組み合わせて行ったりします。しかし、再発も非常に多く、定期的な診察と維持治療が大切です。

患者説明のポイント

　加齢黄斑変性では網膜の下に悪い血管ができ、盛り上がったり、傷付いたりするため、物がゆがんで見えたり、真ん中が見えなくなったりします。ゆがみは加齢黄斑変性の特徴的な症状であり、再発時もバロメーターとなります。障子や風呂場のタイルなど、身近にある格子状の物を片眼で見て、ゆがみのセルフチェックをすることは早期発見に役立つため、患者さんへアドバイスするとよいでしょう。

問題 Q57 難易度 ★★★

出題者：京都大学医学部附属病院臨床研究総合センター網膜神経保護プロジェクト助教 畑匡侑

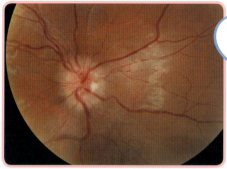

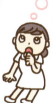

1週間前からだんだんと見えなくなってきました。

何だろう？
30歳代の女性ね。どうやら視神経の病気のようだわ。
矯正視力は0.04で、目を動かしたときに痛みがあるようね。

問題 Q58 難易度 ★★★

出題者：京都大学医学部附属病院臨床研究総合センター網膜神経保護プロジェクト助教 畑匡侑

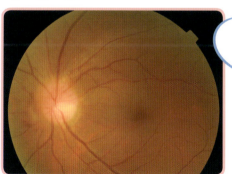

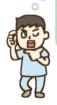

今朝、起きたら、右眼の下半分が見えなくなっていました。

何だろう？
66歳の男性だが、どうやら視神経乳頭が腫れているようだ。
糖尿病で内科に通院している患者さんだ。

答え A57 視神経炎

● どんな疾患か

急性に進行する視力低下で、視神経乳頭が腫れている場合は、視神経炎をまず疑います。片側性の視神経乳頭腫脹を来す疾患には、視神経炎のほかに虚血性視神経症、圧迫性視神経症、浸潤性視神経症、うっ血乳頭、偽乳頭浮腫などがあります[1]。同じ乳頭腫脹でも、各原疾患によって典型的な所見は微妙に異なっており、視神経炎ではびまん性発赤腫脹、虚血性視神経症では分節状（蒼白）乳頭腫脹、うっ血乳頭は両側性の強い乳頭腫脹などが典型的です。しかし、典型的な乳頭所見でないことも多く、視神経乳頭所見だけから鑑別することは非常に困難です。臨床経過（視神経炎の場合は急性進行性、虚血性視神経症の場合は突然の発

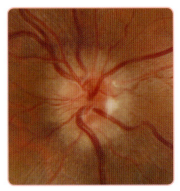

視神経乳頭のびまん性発赤腫脹に注目！

答え A58 虚血性視神経症

● どんな疾患か

突然に発症した視力・視野障害で、視神経乳頭が腫れている場合は、虚血性視神経症をまずは疑います。とくに分節状の腫脹では虚血性視神経症の可能性が高いです。虚血性視神経症であれば、次に動脈炎性であるか非動脈炎性であるかを考える必要があります。非動脈炎性は基本的には非進行性ですが、動脈炎性は進行性で反対眼にも発症します。無治療であれば、数日で50％に発症します[1]。

患者さんが65歳以上の高齢者であれば、全身症状（発熱、頭痛、体重減少、顎跛行など）、血液検査で赤沈亢進、C反応性蛋白（C-reactive protein；CRP）上昇などの炎症所見を認める場合、動脈炎性虚血性視神

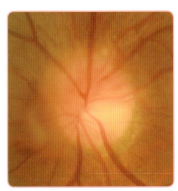

視神経乳頭の分節状腫脹に注目！

症、非進行性）の情報が鑑別には有用で、とくに眼球運動時痛は視神経炎の半数以上に認められ、眼球運動時痛があれば特異性の高い症状です[2]。

造影 MRI で視神経の炎症性腫大を認めれば、視神経炎と診断できます（図 1）。典型的な視神経炎（典型視神経炎）は 15 〜 45 歳にみられ、4 分の 3 が女性です。急性の片眼性の視力低下、視野欠損パターンはさまざまで、最終的な視力予後は良好です。非典型的な視神経炎（非典型視神経炎）には抗アクアポリン 4 抗体陽性視神経炎などの予後不良なものが含まれるので、視神経炎をみた場合に、典型か非典型かを判断することが必要です。血液検査で抗アクアポリン 4 抗体などの自己抗体を測定し、MRI で脳幹病変、脊髄病変を確認します。

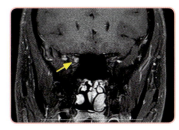

図1 ● 造影MRI画像
視神経の炎症性腫大を認める。

経症を疑い、側頭動脈炎の診断のために側頭動脈生検を依頼します。

動脈炎性虚血性視神経症では、反対眼の発症を予防するために、側頭動脈生検の結果を待たずに、ステロイドパルス療法などを速やかに開始する必要があります。一方、非動脈炎性虚血性視神経症は、糖尿病や高血圧など動脈硬化リスクのある患者さんに起こることが多いです。また、夜間の低灌流により生じやすいため、起床時に自覚することが多いです。診断には、反対眼の乳頭所見も有用で、非動脈炎性では小乳頭陥凹（いわゆる crowded disc、図 1）を認めることが多いです。非動脈炎性では、有効な治療法はありませんが、虚血性リスク（糖尿病、高血圧、頸動脈狭窄）の評価

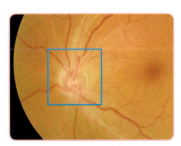

図1 ● 反対眼の乳頭所見
非動脈炎性では小乳頭陥凹を認めることが多い。

● 治療

成人の特発性視神経炎ではステロイドパルス療法が第一選択となります。

患者説明のポイント

　視神経炎では、発症 2 週間ほどは徐々に視力が低下し、0.1 未満と高度低下することもまれではなく、この間、患者さんは非常に不安を感じています。典型的な特発性視神経炎では、多くの患者さんの視力予後が良好であることを伝えましょう。

　また、ステロイドパルス療法は典型視神経炎において必須ではありませんが、早期の視力改善を希望する患者さんや再発例では積極的に治療介入したほうがよいでしょう。

引用・参考文献

1) Hata, M. et al. Causes and Prognosis of Unilateral and Bilateral Optic Disc Swelling. Neuro-Ophthalmology. 41 (4), 2017, 187-91.
2) Wakakura, M. et al. Baseline features of idiopathic optic neuritis as determined by a multicenter treatment trial in Japan. Optic Neuritis Treatment Trial Multicenter Cooperative Research Group (ONMRG). Jpn. J. Ophthalmol. 43 (2), 1999, 127-32.

を十分に行い、その是正を積極的に行うことが重要です。

● 治療

　虚血性視神経症の原因が側頭動脈炎とわかった場合は、速やかにステロイドパルス療法を行います。その他の原因で虚血性視神経症が起こっている場合は、副腎皮質ステロイド、血管拡張薬、ビタミン剤を内服してもらいます。

患者説明のポイント

　虚血性視神経症が疑われるため、採血して炎症性であるかを調べます。炎症性であれば、急激に悪化し、反対眼にも発症する可能性があるため、入院して、急いで治療する必要があります。炎症性が否定的で非動脈炎性虚血性視神経症と考えられても、経過をみているうちにほかの視神経疾患であることがわかることもあるため、十分に経過を追うことが重要です。

引用・参考文献

1) Arnold, AC. Walsh & Hoyt's Clinical Neuro-ophthalmology 6 th edition. Baltimore, Lippincott Williams & Wilkins, 2005, 349-84.

問題 Q59 難易度 ★★☆

出題者：兵庫医科大学眼科学教室助教　荒木敬士

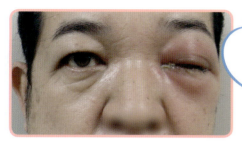

数日前からまぶたが腫れてきました。だんだんとひどくなってきています。触るとかなり痛いです。

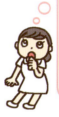

何だろう？
目の周りが赤く腫れていて、すごく痛そう。
眼球運動も悪いみたい。
2週間前に歯科で虫歯といわれて、抜歯したみたいだけど、関係あるのかしら？

問題 Q60 難易度 ★★★

出題者：東京都健康長寿医療センター眼科　寺田裕紀子

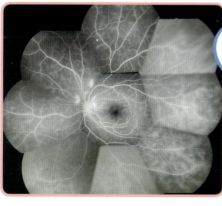

これまでかすんで見えたり、良くなったりを繰り返していて、「ぶどう膜炎」と診断されました。最近、口内炎はできやすいし、皮膚の引っかき傷もなかなか治りません。

何だろう？
フルオレセイン蛍光眼底造影では、周辺の網膜血管からの造影剤がもやもやと漏れていて、まるでシダの葉みたい。

答え A59 眼窩蜂巣炎

● どんな疾患か

　眼窩蜂巣炎は、眼窩内の脂肪組織を中心に生じる急性化膿性炎症疾患です。進行が早いため、眼窩内の圧が上がることで網膜中心動脈閉塞症を起こすことや、感染が全身に広がることで敗血症となり、命に関わることもあります。

　眼窩蜂巣炎の原因のほとんどは細菌感染で、とくに黄色ブドウ球菌が多く、小児の場合はインフルエンザ菌が多いとされています。感染の経路としては、眼窩に近い副鼻腔や口腔、上咽頭、涙腺、涙道などの病巣からの場合が多く、最も多い原因は副鼻腔炎です。しかし、虫歯の治療後などに起こることもあるため、しっかりとした問診も重要です。

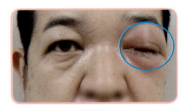

発赤、疼痛を伴う眼瞼の腫脹、虫歯の既往に注目！

答え A60 ベーチェット病

● どんな疾患か

　ベーチェット病は、ぶどう膜炎のほかに口腔粘膜のアフタ性潰瘍、外陰部潰瘍、皮膚の結節性紅斑、にきびをおもな症状とし、急性炎症を反復しつつ慢性の経過をたどる難治性疾患です。ほかにも関節炎、回盲部潰瘍などの腸炎、中枢神経病変、副睾丸炎、血管炎をひき起こすことがあります。

　ぶどう膜炎の所見は、毛様充血や前房炎症細胞浸潤のみといった軽いものから、前房蓄膿、硝子体混濁、網膜浸潤病巣などの重いものまでさまざまで、発作的に繰り返すのが特徴です。フルオレセイン蛍光眼底造影では網膜末梢血管からのシダ状の蛍光漏出が特徴的です。ぶどう膜炎だけでは確定診断できず、全身症状

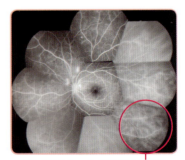

末梢血管からのシダ状蛍光漏出に注目！

眼窩蜂巣炎の症状としては、痛みを伴う眼瞼の発赤、腫脹に加え、結膜充血、結膜浮腫を認めます。眼窩内に炎症が広がることで圧が上がり、眼瞼下垂、眼球突出、眼球運動障害による複視を訴えることもあります。

診断には、眼窩部のCTあるいはMRIが必要で、CTは可能であれば造影を行い、眼窩内の病変や副鼻腔炎があるかをチェックします（図1）。血液検査では、炎症が強いと白血球の増加やC反応性蛋白（C-reactive protein：CRP）の上昇がみられます。

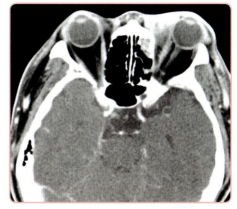

図1 ● CT画像
眼窩内に占拠性病変がみられる。

と合わせて診断します。

● **治療**

眼局所のステロイド治療のほかに、免疫抑制薬や生物学的製剤による全身治療も適応となり、近年、これらの新しい治療法のおかげでベーチェット病のぶどう膜炎の視力予後は安定してきました[1]。しかし、繰り返すぶどう膜炎の発作を放置すると、視神経や網膜、脈絡膜が萎縮し、失明に至ることがあります。

眼炎症の再発や新たな全身症状にはつねに注意を払い、長期的に検診を続ける必要がある疾患です。

● 治療

　抗菌薬の全身投与を行います。抗菌薬で改善しない場合には穿刺排膿を行うこともあります。鑑別診断としては、眼窩内の炎症性疾患である特発性眼窩炎症やIgG4関連眼疾患があります。

患者説明の ポイント

　急にまぶたが腫れる原因の一つに眼窩蜂巣炎があります。通常は赤く腫れて、痛みを伴います。眼窩蜂巣炎は進行が早いため、視機能に影響したり、命に関わったりする場合があることを患者さんに説明し、すぐに抗菌薬の全身投与が必要になることを伝えましょう。

患者説明の ポイント

　口内炎や外陰部潰瘍、皮膚の発疹、にきびを起こしやすい患者さんにぶどう膜炎がみられた場合、ベーチェット病の可能性があります。ベーチェット病では、それらの症状のほかに消化器症状、神経症状、血管炎症状などが出現することもあります。しかし、眼科受診時に全身症状を訴えない患者さんもいます。ぶどう膜炎をみたら、目だけでなく、全身症状を患者さんから聞き出すことも必要です。

引用・参考文献

1）Vallet, H. et al. Infliximab Versus Adalimumab in the Treatment of Refractory Inflammatory Uveitis : A Multicenter Study From the French Uveitis Network. Arthritis Rheumatol. 68（6）, 2016, 1522-30.

問題 Q61 難易度 ★★☆

出題者：東京都健康長寿医療センター眼科　寺田裕紀子

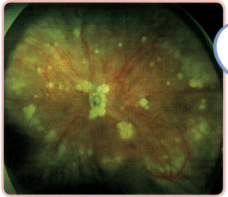

数年前にぶどう膜炎の治療を受けましたが、視力が改善したため、すぐに通院をやめました。最近、まぶしさが強くなりました。年齢の割に白髪が多いのも気になっています。

何だろう？
眼底の全体の色調が何だか赤くて変な感じで、白い斑点がたくさんあるわ。ところで、眼科で白髪の相談をされても困るなあ……。

問題 Q62 難易度 ★★☆

出題者：東京都健康長寿医療センター眼科　寺田裕紀子

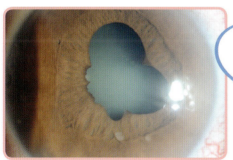

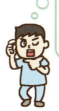

少しずつ両眼のかすみが増えてきて、目が重い感じがします。体調はとくに悪くありませんが、健康診断で胸のX線検査を受けたら、精密検査を勧められました。

何だろう？
瞳孔の形がゆがんでいる。虹彩に白い塊もあるみたいだ。

答え A61 フォークト・小柳・原田病

● どんな疾患か

　フォークト・小柳・原田病（Vogt-Koyanagi-Harada〔VKH〕disease）は、全身のメラニン色素細胞に対する自己免疫疾患といわれており、目、耳、髄膜、皮膚、毛髪などの色素の多い組織で炎症が生じます。急性期の眼所見は、肉芽腫性前部ぶどう膜炎や漿液性網膜剝離が特徴的です[1]。

● 治療

　副腎皮質ステロイドや免疫抑制薬による適切な治療をしっかりと行えば、VKH の視力予後は比較的良好ですが、早期の症状から回復した後に、炎症が再発を繰り返したり、遷延化したりすることもあり、その場合は、数年から数十年かけて視力が下がります[2]。徐々

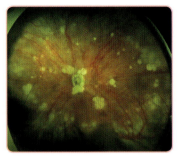

脈絡膜色素が抜けて、夕焼け状眼底となり、斑状の網脈絡萎縮が多発している！

答え A62 サルコイドーシスによるぶどう膜炎

● どんな疾患か

　サルコイドーシスは肺や目、リンパ節、皮膚、心臓など、さまざまな臓器に肉芽腫が形成される疾患です。目の病変は肺の次に多く、おもにぶどう膜炎を生じます。サルコイドーシスによるぶどう膜炎はわが国におけるぶどう膜炎の中でも最も頻度の高い疾患です。

　豚脂様角膜後面沈着物や虹彩結節、虹彩後癒着が特徴的で、隅角には虹彩前癒着や隅角結節がみられることもあります。炎症発作時にはしばしば眼圧上昇を伴い、ぶどう膜炎の典型的な自覚症状である充血や霧視のほかに「目が重い」という主訴で初めて来院する患者さんもいます。硝子体混濁や網膜血管炎、黄斑部浮腫がみられることもあります。

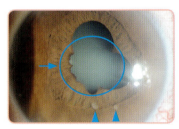

虹彩後癒着（矢印部分）と
虹彩結節（矢頭部分）に注目！

に脈絡膜色素が崩壊して、夕焼け状眼底という赤い眼底に変わり、羞明も強くなります。また、発症初期には、皮膚症状はほとんどみられませんが、炎症の遷延化とともに発症後半年から数年後に白斑、脱毛、白髪がみられるようになります。頭髪だけでなく、まつげやまゆげも白くなったり、抜けたりします。

　治療開始後、自覚症状が改善すると、すぐに通院を終了してしまう患者さんや、副作用のために強い治療を受けられない患者さんもいますが、晩期症状をできるだけ抑えるために十分な治療を続けることが重要です。

患者説明のポイント

　VKH の初期の症状は、点眼や眼局所注射などの軽い治療である程度は改善しますが、その後に再発を繰り返して遷延化し、徐々に視力が下がっていくことが問題となります。VKH の原因は、身体の中のメラニン色素細胞に対して免疫反応が起きてしまうことにあり、根本的な治療目標は、間違った免疫反応を取り除くことです。そのため、目だけでなく、全身治療が必要です。

● 治療

　炎症の程度によって、点眼治療のほかにステロイド眼局所注射、ステロイド内服治療を選択します。

● 診断・検査のポイント

　診断には、全身検査（血液検査、胸部 X 線・CT 検査、心電図検査、皮膚やリンパ節などの病理検査）を行います。サルコイドーシスでは、目以外の全身の病変が大きな障害を起こすことは少ないものの、慢性疾患であり、長い経過の中でさまざまな症状がばらばらに出てきます。時として、心臓や脳神経に肉芽腫ができて、生命に危険が及ぶこともあります。そのため、患者さんに眼科だけでなく、内科的にも定期的な検診を受けてもらう必要があります。

引用・参考文献

1）杉浦清治. わが国の葡萄膜炎について：Vogt-小柳-原田病，Behcet病を中心に. 日本眼科学会雑誌. 80（11），1976, 1285-326.
2）O'Keefe, GA. et al. Vogt-Koyanagi-Harada disease. Surv. Ophthalmol. 62（1），2017, 1-25.

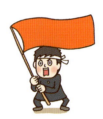

患者説明のポイント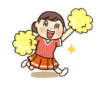

　ぶどう膜炎の原因の中では、サルコイドーシスが最も多い疾患です。サルコイドーシスのぶどう膜炎には特徴的な肉芽腫性の所見がありますが、それだけでは確定できず、診断にはさまざまな全身検査を要します。将来的に身体の異常を来すこともあるため、サルコイドーシスが疑われる患者さんには精査を勧めましょう。

問題 Q63 難易度 ★★★

出題者：済生会呉病院眼科　中村友美
広島大学大学院医歯薬保健学研究科視覚病態学(眼科学)診療教授　近間泰一郎

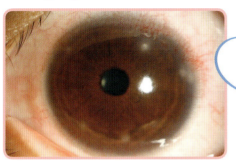

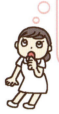

> 最近、目が赤くて、ゴロゴロして、まぶしいです。

> 何だろう？
> 目が充血しているし、結膜炎かしら。
> はやり目にしては充血が軽いように見えるわね。

問題 Q64 難易度 ★☆☆

出題者：大同病院眼科診療責任医師　鈴木識裕

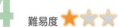
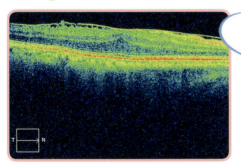

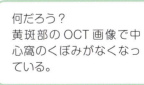

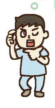

> 最近、物がゆがんで見えます。

> 何だろう？
> 黄斑部の OCT 画像で中心窩のくぼみがなくなっている。

Ⓐ 63 周辺部角膜炎（カタル性角膜潰瘍）

答え

● どんな疾患か

周辺部角膜炎とカタル性角膜潰瘍はほぼ同義で、結膜嚢や眼瞼縁に存在するブドウ球菌などの抗原、あるいは毒素に対するアレルギー反応（Ⅲ型アレルギー）により生じると考えられています。中高年に多く、マイボーム腺機能不全などの慢性的な眼瞼炎を伴っていることが多いため、眼瞼の状態も確認することが重要です。角膜が眼瞼と接する2時、4時、8時、10時の角膜周辺部に1～数個の円形・帯状の白色病巣を認め、進行すると浸潤病巣が弧状に拡大し、ときに上皮欠損を伴います。角膜輪部と浸潤病巣の間に1～2mmの浸潤のない「透明帯」があるのが特徴です。また、同部位に充血を伴います。

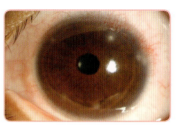

角膜と眼瞼が接する部位に一致した円形の白色病巣と、輪部と病巣との間にある透明帯に注目！

Ⓐ 64 黄斑上膜

答え

● どんな疾患か

黄斑上膜は黄斑部網膜と硝子体の間に形成される膜様物です。眼内の炎症などに続発する続発性黄斑上膜と、明らかな原疾患を認めない特発性黄斑上膜に分類されます。膜様物の確認には光干渉断層計（optical coherence tomography：OCT）画像が非常に有用です。

視力にとって大事な黄斑部へ膜様物が形成され、膜の収縮や網膜牽引などが起こり、症状が生じます。症状としては、物がゆがんで見える（歪視）、物が健常眼と比較して大きく見える（大視症）、視力低下が挙げられます。歪視はアムスラーチャート、大視症は不等像視（アニセイコニア）を用いて確認します。黄斑上膜が存在していても自覚症状がない場合も多いで

OCT画像の中心窩近傍に注目！

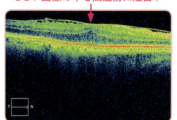

● 治療

　治療は、原因とされるブドウ球菌やアクネ菌などの除去目的に抗菌点眼薬と、アレルギー反応抑制のために低濃度ステロイド点眼薬を併用します。同時に眼瞼炎の治療が重要で、眼瞼のマッサージや眼瞼縁の清拭、抗菌眼軟膏の塗布を行います。マイボーム腺に活動性の高い炎症（感染）が存在する場合には、抗菌薬の内服投与をすることもあります。眼瞼の感染が原因となり、角膜に炎症反応を起こすことがあることを知っておきましょう。

患者説明の ポイント

　目の充血や異物感、羞明を訴える原因の一つに周辺部角膜炎・カタル性角膜潰瘍があります。抗菌点眼薬をしても病状を繰り返す場合は、細菌の直接感染ではなく、抗原や菌体毒素に対するアレルギー反応で生じている場合があります。患者さんには眼瞼炎の治療の重要性を説明し、眼瞼のマッサージや眼瞼縁の清拭を指導しましょう。

a）3D-OCT 画像

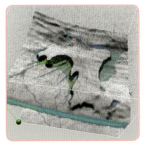

b）硝子体手術時の画像

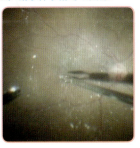

図1 ● 黄斑上膜の3D-OCT画像と硝子体手術時の画像
aでは黄斑に膜様物が癒着して、膜の収縮や網膜牽引により黄斑の形状が変化しているのがわかる。硝子体手術用の鑷子を用いて膜様物を剥離する（b）。

す。その場合は経過観察となりますが、経過とともに自覚症状が出現してくることもあるため、注意が必要です。

⋮ 引用・参考文献 ⋮

1 ）鈴木智．"カタル性角膜潰瘍"．今日の眼疾患治療指針．第3版．大路正人ほか編．東京，医学書院，2016，344-5．
2 ）細谷友雅．"カタル性角膜浸潤"．眼科疾患最新の治療2016-2018．大橋裕一ほか編．東京，南江堂，2016，137．
3 ）西田輝夫．"カタル性角膜炎（カタル性角膜潰瘍）"．角膜テキスト．東京，エルゼビア・ジャパン，2010，231．
4 ）佐々木香る．眼感染アレルギー：ブドウ球菌による周辺部角膜浸潤．あたらしい眼科．26（3），2009，349-50．

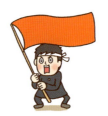

● 治療

　自覚症状ある場合に手術適応となることが多く、硝子体手術を行い、膜様物を剝離します（**図1**）。治療によって、自覚症状の悪化を防ぐことはできますが、どの程度、自覚症状が改善するかは個人差があり、経過をみないとわかりません。そのことをしっかりと術前に患者さんに説明しておくことが重要です。

患者説明の ポイント

　普段は両眼で物を見ていると、歪視や大視症、視力低下に気付かない場合が多いです。黄斑上膜と診断されたら、症状があってもなくても、ときどき片眼をふさいで、黄斑上膜がある片眼での見え方をチェックして、歪視や大視症、視力低下がないかを確認することが重要です。

出題者：林眼科病院　小田由美

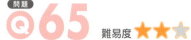

問題 Q65　難易度 ★★☆

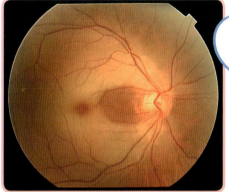

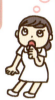

昨日、テレビを見ているときに急に右眼が見えなくなりました。痛みはありませんが、今もほとんど見えません。

何だろう？
右眼の視力は光覚しかないわ。急に起こった症状だし、循環が関わっているのかな。内科で治療中の病気はないかしら？

出題者：大同病院眼科診療責任医師　鈴木識裕

問題 Q66　難易度 ★★☆

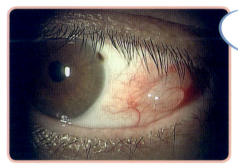

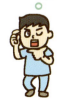

最近、目がコロコロします。

何だろう？
結膜に隆起した水ぶくれのようなものがある。

答え A65 網膜中心動脈閉塞症

● どんな疾患か

網膜中心動脈閉塞症では内頸動脈から分岐した眼動脈の最初の分枝である網膜中心動脈が閉塞して高度の視機能障害をひき起こします。

網膜中心動脈は網膜内層を栄養しており、閉塞すると網膜内層の急性壊死により網膜は白濁します。一方、網膜外層は眼動脈から分岐した毛様体動脈の分枝である脈絡膜毛細血管で栄養されています。中心窩は網膜外層のみで網膜内層がないため、網膜中心動脈が閉塞しても正常の色調を保ちます。したがって、灰白色に退色した網膜に囲まれて中心窩のみが赤くみえる「cherry-red-spot(桜実紅斑)」を呈します。

本症例では乳頭に接する網膜も正常の色調を呈して

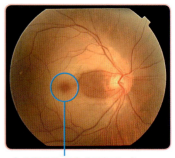

中心窩のみが赤くみえる cherry-red-spot(桜実紅斑)に注目!

答え A66 結膜嚢胞

● どんな疾患か

結膜嚢胞は結膜組織が外傷や手術などで結膜下に迷入、増殖して、液体が貯留した良性腫瘍です。リンパ管の一部が拡張してできることもあります。

● 治療

炎症を伴っている場合は点眼薬などで炎症を抑え、針で穿刺して水を抜きますが、しばしば再発します。根治させるためには、嚢胞を手術で完全に摘出します(図1)。嚢胞の可動性が高いものであれば結膜に小さな切開を入れて、嚢胞を引きずり出して摘出します。嚢胞の一部が残存してしまうと再発する可能性があるため、可動性の低いものは、結膜を大きく切開して嚢胞を摘出します。その場合は結膜縫合が必要となりま

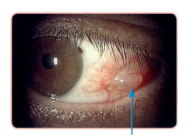

結膜の隆起した部分に注目!

いいます。15 ～ 20％の人に毛様体動脈の分枝と網膜中心動脈の吻合である毛様網膜動脈が認められ[1]、網膜中心動脈が閉塞しても、この血管で栄養されている部分は機能が保たれます。

フルオレセイン蛍光眼底造影では、網膜中心動脈の造影開始が遅延、または欠如し、造影開始後も動脈充填が遅延します。

網膜中心動脈の完全閉塞が約1時間30分続くと、網膜は非可逆的な変性に陥ると考えられています[2]。自覚症状は無痛性、急激かつ高度な視力低下で、完全閉塞の場合には視力は光覚や指数弁に低下します。前駆症状がなく、突然、発症することが多いですが、一過性黒内障を前駆症状とすることもあります。

● 救急処置・検査

救急処置として、眼球マッサージ、眼圧下降のための前房穿刺や炭酸脱水酵素阻害薬の点滴、血栓溶解薬の点滴、ニトロール®錠5mg（硝酸イソソルビド）の内服が行われますが、明らかに有効な治療はなく、一般的に視力予後は不良です。

心臓、大動脈からの血栓、動脈硬化、血管炎、緑内障などによる高眼圧が閉塞の原因と

a）術前

b）結膜嚢胞摘出後

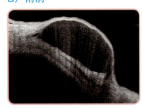 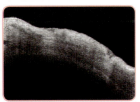

図1 ● 結膜嚢胞の術前後の断面画像（前眼部光干渉断層計〈OCT〉画像）

aでは結膜嚢胞の嚢胞壁と内腔の状態を詳細に観察できる。bでは結膜嚢胞が（残存・再発）ないことを確認できる。

す。結膜嚢胞は良性腫瘍であるため、手術しない選択もあります。

非常にまれですが、結膜嚢胞によく似たものに「悪性リンパ腫」があります。悪性リンパ腫は悪性腫瘍であるため、放射線治療や化学療法が必要となります。悪性リンパ腫は結

なります。したがって、患者さんに血栓形成の原因となる心臓疾患や内頸動脈狭窄などの疾患や高血圧、糖尿病、膠原病などがないかを発症原因究明のため、検査します。

患者説明の ポイント

　網膜中心動脈閉塞症は視力予後不良で、どの治療も明らかに有効とはいえません。ただ、視力回復の可能性がまったくない訳ではないこと、視神経疾患との鑑別が必要なことから、高度の視力障害を自覚したときは、できるだけ早く眼科を受診するように患者さんに勧めましょう。
　また、一過性黒内障を前駆症状として自覚する場合は、原因となる疾患を検査して、発症の予防に努めたり、もし発症した場合に早期に対処したりできる可能性があります。一過性の視力障害が暗黒感を伴う場合には、網膜中心動脈閉塞症の発症に注意が必要です。

引用・参考文献

1）リチャード・スネルほか. "眼窩の血管". 眼の臨床解剖学. 猪俣孟監訳. 東京, 医学書院, 1993, 260.
2）リチャード・スネルほか. "眼球". 前掲書 1), 179.

膜嚢胞と見分けがつきにくいことがあり、疑わしい場合は切除した嚢胞を病理検査に提出する場合もあります。

患者説明の ポイント

　鏡で白目の部分をよく見ると、表面が白いゼリーのような薄い膜に覆われていることがわかります。これが結膜です。結膜に水ぶくれのようなものができており、視力に影響はありませんが、違和感を生じています。
　治療には針で水ぶくれに穴を開ける方法と直接手術で切除する方法があります。針で水ぶくれに穴を開ける治療のほうがより低侵襲ですが、再発する可能性があります。良性のものなので、手術しない選択肢もあります。

問題

Q67 難易度 ★☆☆

出題者：千原眼科医院　岡崎一白

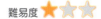

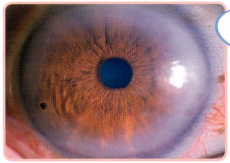

仕事中に痛くなって、
数日経っても治りません。

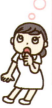

何だろう？
充血や眼脂が少ないので
結膜炎ではなさそう。
目にゴミが入って角膜に
傷ができたにしてはひど
く痛がっているわ。この
患者さんの仕事は肉体労
働系ね。

問題

Q68 難易度 ★☆☆

出題者：三重北医療センター菰野厚生病院眼科　江﨑雄也

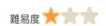

小さなころから「いつも眠そ
うな顔をしているね」といわ
れてきました。目にけがや病
気をしたことはありません。
眼鏡やコンタクトレンズを
使ったこともありません。

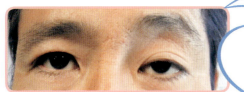

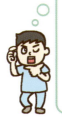

何だろう？
瞳の大きさは左右同じだ。
物が二重に見えたりする
ことはないそうだ。
試しに口を大きく開けて
もらったところ、目はぱっ
ちりと開かなかった。

（答え）A67 角膜鉄片異物

● どんな疾患か

角膜鉄片異物は外来で診察をすることが多い角膜の外傷性疾患です。病名のとおり、鉄片が角膜実質に刺さり、患者さんは疼痛を訴えて受診します。鉄片周囲にサビが発生すると炎症反応が起こり、角膜の混濁や、前房内に炎症細胞が出現することもあります。

鉄片異物は、金づちやグラインダー（研削盤）などの使用中に金属から飛んできた小さな破片であることが多く、患者さんへの問診（何をしていたときに発症したか）や容姿（職業は何か）のみで判断できることも多いです。そのため、女性や子どもの患者さんは少ないです。

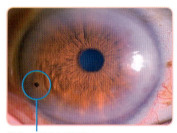

茶色の異物に注目！

（答え）A68 眼瞼下垂（単純型先天眼瞼下垂）

● どんな疾患か

上眼瞼は上眼瞼挙筋（動眼神経支配）とミュラー筋（交感神経支配）によって挙上されます。上眼瞼縁は角膜上縁より1〜2mm下に位置するのが正常です。眼瞼下垂とは、上眼瞼の挙上障害の結果、瞼縁が正常位置より下がっている状態をいいます[1, 2]。

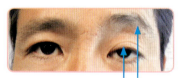

左眼の上眼瞼の位置とまゆげの挙上に注目！

● 眼瞼下垂の分類

眼瞼下垂は先天性と後天性とに分類され（表1）、問診から先天性か後天性かをまず考えます。後天性では一般に、患者さんは発症時期を明確に答えられます。症状の経過は、先天性では変化がなく（前頭筋によるまゆげの挙上で多少の変化を訴えることはある）、後天性の外眼筋ミオパチー（慢性進行性外眼筋麻痺）や

● 診断

疼痛が強くて開瞼できない場合は、診察前に点眼麻酔をします。細隙灯顕微鏡検査で角膜に刺さる茶色の鉄片異物が簡単に見つかります。鉄片異物の形状は球形に近いことが多く、角膜実質にとどまる場合が多いです。しかし、鉄片異物の目に衝突する速度が速かったり、尖った形や薄い破片であったりする場合は、角膜を穿孔して、眼内まで到達することもあります。その場合、前房の喪失や炎症、出血などで視力低下が起こると、患者さんは「全然見えません」と訴えるため、問診で重症かどうかが予測できます。

● 治療

治療は点眼麻酔を行った後、異物を片柄異物針（図1）やハンド式マイクロモーターチャック（図2）のような器具を使用して、除去します。異物のみの除去には異物針で掻き取り除去できますが、異物周囲にサビがある場合は、ハンド式マイクロモーターチャック（先端が回転する電動ドリル）でサビを除去します。

細隙灯顕微鏡を利用して治療する際に、患者さんが恐怖心から目を動かしたり、顎や額

老人性眼瞼下垂では進行していると訴えます[1]。

先天性では、眼球運動障害など眼瞼下垂以外の異常を伴わない「単純型先天眼瞼下垂」が90%以上を占めます。単純型先天眼瞼下垂は、眼瞼挙筋の形成不全により上眼瞼挙筋作用が低下し、挙筋機能（下方視と上方視における上眼瞼縁の高さの差を測定する）が4mm以下と不良なものが多いです[1~3]。下垂眼では下方視でものを見るため代償性の顎挙上をとり、まゆげ挙上の顔貌を示します。挙筋の伸展障害もある

表1 ● 眼瞼下垂の分類 （文献3より一部改変）

先天眼瞼下垂
単純型先天眼瞼下垂
瞼裂狭小症候群
Marcus Gunn 現象
動眼神経麻痺
後天眼瞼下垂
神経性眼瞼下垂
動眼神経麻痺
交感神経麻痺（Horner 症候群）
筋性眼瞼下垂
重症筋無力症
外眼筋ミオパチー（慢性進行性外眼筋麻痺など）
腱膜性眼瞼下垂
老人性眼瞼下垂
内眼術後眼瞼下垂
コンタクトレンズ眼瞼下垂
その他の眼瞼下垂
外傷性眼瞼下垂
機械的眼瞼下垂

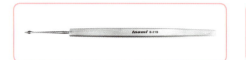

図1 ● 片柄異物針（イナミ）

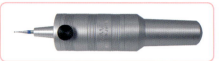

図2 ● ハンド式マイクロモーターチャック（イナミ）
ドリルが先端に装着されている。

を細隙灯顕微鏡から離したりすることがあります。それを防ぐため、患者さんに声掛けをしたり、頭を固定したりするなどの診療介助が必要です。

　異物の除去後、残っている異物は洗眼で除去します。疼痛が強い場合は、抗生物質の眼軟膏を塗布し、眼帯をつけて、帰宅してもらいます。患者さんは自ら自動車を運転して来院していることも多いです。患者さんが自動車を運転して帰宅する場合は、眼帯処置は行いません。点眼麻酔が切れたら痛みが出るため、患者さんには速やかに帰宅してもらいます。その場合、患者さんには自宅で眼帯を装着する、もしくは閉眼すると痛みが少なくなるこ

ため、片眼性では下方視での瞼裂がかえって大きくなります。まれに発生起源が共通である上直筋の運動障害を合併します[1]。

　その他の先天性の眼瞼下垂に「瞼裂狭小症候群」「Marcus Gunn 現象」があります。瞼裂狭小症候群は両眼性の眼瞼下垂、瞼裂狭小（上下、左右とも幅が狭い）、逆内眼角贅皮を3主徴とする特徴的な顔貌を有します[3]。Marcus Gunn 現象とは、下垂した眼瞼が開口などの下顎の運動時に挙上する現象です。これは異常神経支配によるもので、片眼性が多いのですが、まれに両眼性もあります[3]。

　また、先天性の動眼神経麻痺による眼瞼下垂も存在します。動眼神経麻痺では外眼筋（上・内・下直筋、下斜筋）の麻痺性外斜視を伴い、複視（物が二重に見える）を訴えます[3]。

　後天性の疾患に関しての解説は他書に譲りますが、簡易的な鑑別方法は瞳孔に注目することです。動眼神経は瞳孔括約筋も支配しており、縮瞳を行います。交感神経は瞳孔散大筋を支配しており、瞳孔の散大を行います。つまり、下垂眼の瞳孔が散大していれば動眼神経麻痺、縮瞳していれば交感神経麻痺、正常であれば重症筋無力症（日内変動があり、

とを説明しておきます。

　術後はヒアルロン酸ナトリウムや抗生物質の点眼薬を処方します。問診から角膜異物を疑って診察を行っても角膜上で見つからない場合、結膜囊内に残っていることもあり、上眼瞼を反転させて確認する必要があります。

● 角膜鉄片異物と同様の自覚症状がある疾患

　角膜鉄片異物と同様の自覚症状がある疾患に「角膜異物症」があります。ガラス片や木片、砂、植物の種、虫のとげなどが角膜に刺さって、起こります。感染症や炎症を起こしている場合は角膜炎を治療し、角膜を穿孔して異物が眼内に達している場合は、角膜縫合と異物除去のための硝子体手術などを行います。

朝方よりも夕方に症状が増悪する）や腱膜性眼瞼下垂（老人性・内眼術後・コンタクトレンズ眼瞼下垂）、外傷性眼瞼下垂、機械的眼瞼下垂が考えられます[4]。なお、同じ動眼神経麻痺でも脳腫瘍や動脈瘤などによる神経を圧迫する病変では散大し、糖尿病などの虚血性病変が原因の場合には瞳孔異常を認めないことが多いようです[3]。

● 治療

　単純型先天眼瞼下垂の治療法は手術です。挙筋の力が残っている場合は挙筋を短くする「眼瞼挙筋短縮術」を、残っていない場合には額の筋肉とまぶたとを筋膜や糸でつなげて挙上効果を出す「吊り上げ術」を行います[5, 6]。筋膜は瘢痕化、萎縮してまぶたが後退してしまい、糸では効果がなくなることがあるため、最近では、ゴアテックスシートが用いられることが多いようです[6]。

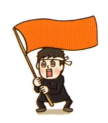

患者説明の **ポイント**

　仕事中に本疾患を発症した患者さんには、必ず保護用眼鏡などを使って目を守るように注意することを説明します。とくに複数の角膜混濁がある場合、同様の傷害を繰り返している可能性が高いです。患者さんに角膜穿孔の危険性（重症では失明もありうること）や、その場合に必要な手術について説明し、保護用眼鏡の装用を促す必要があります。

患者説明の **ポイント**

　患者さんに疾患のことは「まぶたを上げる筋肉を眼瞼挙筋といいますが、この筋肉の力が生まれつき弱いために起こる病気です」と説明しましょう。

引用・参考文献

1）坂上達志. " 眼瞼下垂 ". やさしい神経眼科. 安達惠美子編. 東京, 文光堂, 1994, 108-11.
2）坂上達志. " 眼科一般検査 ". 視能学. 第 2 版. 丸尾敏夫ほか編. 東京, 文光堂, 2011, 208-10.
3）佐竹良之. " 眼瞼下垂 ". TEXT 眼科学. 改訂 3 版. 坪田一男ほか編. 東京, 南山堂, 2012, 87- 9.
4）東田俊彦. " 脳神経（第Ⅰ～Ⅻ脳神経）". iMedicine 4：神経・脳神経外科. 東京, リブロ・サイエンス, 2009, 35.
5）三戸秀哲ほか. " 眼瞼下垂の手術 ". 眼科マイクロサージェリー. 第 6 版. 黒田真一郎ほか編. 東京, エルゼビアジャパン, 2010, 150-62.
6）柿崎裕彦. " 上眼瞼下垂（吊り上げ術）". 眼形成外科：虎の巻. 東京, メディカル葵出版, 2009, 25-32

出題者：なお眼科クリニック院長　廣芝直子

問題 Q69　難易度 ★☆☆

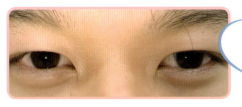

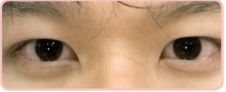

学校で斜視を指摘されました。
視力はよいのですが……。
自分では何も感じません。

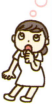

何だろう？
斜視といわれたそうだけれど、見た感じは正位のようね。
視力は裸眼で両方とも1.5だわ。

出題者：吹上眼科院長　久保勝文

問題 Q70　難易度 ★★★

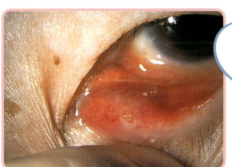

目やにが出て、充血が取れません。
他院で処方された抗菌薬を点眼しても治りませんでした。

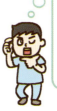

何だろう？
普通の結膜炎に見えるけれど……。
抗菌薬を点眼しているのに治らないのは不思議だ。
涙小管付近が妙に赤く、膨らんでいる感じがする。

A69 間欠性外斜視

● どんな疾患か

「子どもが学校の検査で外斜視と言われ、検査結果用紙を持って帰って来たのですが……。斜視は目の位置が真っすぐではないことですよね。今まで一度も言われたことがなく、斜視があるようにも見えません。それでも斜視なのでしょうか？」

中学生以下の子どもの場合、保護者と一緒に来院することがほとんどです。保護者からこのように言われることはよくあります。また「今までずっと問題がなかったのに、どうしてですか？ 急に悪くなったということでしょうか？」と心配し、なぜ、初めて斜視を指摘されたのかを質問されることもあります。どの程度の間欠性外斜視を検査で指摘するかに明確な基準は

外斜視

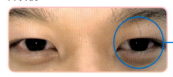

正位

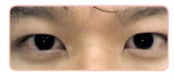

真っすぐ（正位）のときと外斜視のときがあることに注目！

A70 涙小管炎

● どんな疾患か

涙小管炎の主訴は、結膜充血、眼脂です。他院や自院で抗菌薬を使っているのに、症状が変化しない、少ししかよくならない、またはあちらこちらの眼科で診察してもらい、「ただの結膜炎、ドライアイである」といわれて点眼しているが、よくならないというのが注意信号です。慢性結膜炎の患者さんの中に紛れている場合が多く、涙道関連の疾患ではありますが、「涙が出る」「涙っぽい」などの訴えが少ないことが、涙小管炎に気が付かなかったり、思い浮かばなかったりする原因なのかもしれません。また、中高年の女性に多くみられ、片眼性、上下片方の涙小管のみが罹患する場合が多いです。上下ともに罹患している場合もあります。

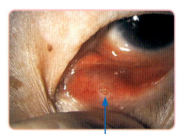

涙点・涙小管付近の結膜の充血と腫脹に注目！

ないため、この質問には答えづらい部分があります。筆者はそのようなときに「見え方は
よいことが多い斜視なので、これまでは問題視されず、指摘されなかったのではないでしょ
うか」と答えています。また、「裸眼視力が低下している場合は外斜視になる頻度が増える
ことが多いので、今回初めて指摘を受けた可能性があります」とも答えています。

「間欠性」は「ときどき」という意味です。間欠性外斜視では、眼位が真っすぐ（正位）
のときと外斜しているときがあります。間欠性外斜視は斜視のなかで最も多いです。物を
きちんと注視しているときは真っすぐ（正位）であっても、眠くなったり、ぼんやりと物
を見ていたり、疲れていたり、飲酒によって外斜視になることがあります。また、明るい
ところでは片眼をつぶってウインクしているように見えることもあります。患者さんは鏡
でしか自分の顔を見ることがないため、外斜視になっているときの写真を見なければ、本
人だけが外斜視になった容貌を知らないこともあります。このような場合は、周りの人が
斜視を気にしていても、本人は気にしていないこともあります。逆に、視機能（矯正視力、
両眼視機能）が良好でも、本人が見た目をとても気にしていることもあります。

● 検査

　検査でいちばん大事なことは、涙小管炎という病気
を疑うことだと考えます。検査は細隙灯顕微鏡（スリッ
トランプ）検査で涙点付近をよくみることがポイント
です。涙点から結石や膿が見え、涙点および涙小管付
近の結膜の充血が強く、腫脹が認められます。さらに
涙小管水平部中央付近を指や綿棒などで押してみる
と、涙点から膿や涙小管結石が出てくるのが観察され
ます（図1）。涙管通水試験を行うと、一般的には、
涙道閉塞は合併しませんが、涙嚢炎や総涙小管閉塞を
合併している例もあります。涙管通水試験は、とくに
拡張した涙小管内で行うと、逆流のなかに細かい涙小
管結石が混じって出てくることや、涙洗針が妙に自由

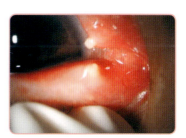

図1 ● 圧迫によって観察された膿と
涙小管結石

間欠性外斜視は眼位が正位になることもあるため、一般的には視機能は良好です。ただし、外斜視になったときに複視を自覚することもあります。子どもに「1つの物が2つに見えることがあるかな?」と質問したときに「ときどき2つに見える」という答えを聞いて、驚く保護者も少なくありません。

　学童期は近視が進行することが多く、近視になって裸眼視力が低下したままで眼鏡をかけずにいると、物が鮮明に見えないため、外斜視になる頻度が増加することがあります。そのため、定期的に視力検査や眼位などの検査を行い、必要であれば眼鏡の装用を勧めます。また、加齢に伴い輻湊機能が低下することで斜視の頻度が増えることもあります。

　間欠性外斜視は遺伝が関係しているともいわれています。なお眼科クリニックの斜視弱視外来にも、兄弟姉妹で通っているケースがありますが、斜視のはっきりとした原因はわかっていません。

に動いたり、壁を感じにくかったりすることが多いです。

　最後に涙小管を含む眼瞼を内側、外側から2本の指で涙小管方向に搾り出すと、大量の涙小管結石および膿が出てきます。涙道内視鏡検査を行うと、涙道内の涙小管結石や膿が観察されます。涙小管の起炎菌は、嫌気性の放線菌（アクチノミセス〈*Actinomyces israelii*〉）が最も多いですが、培養陽性率は相当低い（吹上眼科〈以下当院〉では10年に1例のみ）ため、90%以上の確率で放線菌および原因菌が確認される結石の病理検査を勧めています。

● **治療**

　治療は、①涙管通水試験、②圧迫による涙小管結石圧出、③涙道内視鏡検査、④外科治療などがあります。①涙管通水試験〜③涙道内視鏡検査は行うと同時に涙小管結石が除去され、症状が軽減、消失することも多いです。当院では、遠方から来院する患者さんや長期経過の患者さんが多いため、治癒確率の高い治療を望むことが多く、④外科治療である涙小管切開を選択することが多いです。涙点からマイクロ剪刀で鼻側に切開すると、かな

● 治療

　間欠性外斜視では、一般的に視機能は良好です。眼位の根本的治療は手術となります。斜視になる頻度が増えてきたり、目を寄せようと輻湊する努力をしたりすることで、眼精疲労を強く感じることがあります。また、美容上の理由から手術を希望する場合は、手術のタイミングを考えましょう。

患者説明のポイント

　「斜視があるように見えないが、それでも斜視なのか?」と保護者から言われることがありますが、どの程度の間欠性外斜視を検査で指摘するかの明確な基準はありません。筆者はそのような場合、①視機能は良好であり、問題視されなかったため、周囲の人も本人も気が付かなかった、②裸眼視力が低下すると外斜視になる頻度が増えるため、気が付いた可能性を話しています。

り大きな涙小管結石がいくつも排出されます。縫合せず、そのままの状態で終了としています。流涙や眼脂の症状は翌日より軽快します。鋭匙の使用およびシリコンチューブ留置は、諸説議論はありますが、当院では行っていません。当院では、涙小管除去には綿棒や白内障手術時に使用するM.Q.A(特殊急速吸水紙)を使用し、鋭匙は涙小管閉塞を起こす可能性があるため、使用していません。涙小管切開の部分は、徐々に自然に小さくなり、「ちょっと大きい涙点状態」で固まります。見た目よりは、流涙を訴える患者さんはいません。

　術後の治療は、抗菌薬(クラビット®点眼液1.5%〈レボフロキサシン水和物〉、ベガモックス®点眼液0.5%〈モキシフロキサシン塩酸塩〉など)と低濃度ステロイド(フルメトロン®点眼液0.02%〈フルオロメトロン〉など)を術眼に4回投与し、抗菌薬(セフェム系薬など)と鎮痛消炎薬(ボルタレン®錠25mg〈ジクロフェナクナトリウム〉など)を3〜4日継続して内服してもらいます。

　医師が自力で涙小管を見つけ、治療すれば自信がつきます。涙小管切開はそれほど難しい手技ではないので、一度トライしてみてください。

引用・参考文献

1）吉田晃敏ほか編."外眼筋疾患".現代の眼科学.改訂第10版.東京,金原出版,2009,267-8.
2）丸尾敏夫編."視能矯正学各論".視能矯正学.改訂第3版.東京,金原出版,2012,147-259.

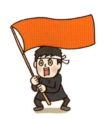

患者説明の ポイント

　患者さんに、①涙小管炎という病気であること、②放線菌というカビに近い「ばい菌」が固まりを作って、涙小管の中に住んで、炎症を起こしている状態であること、③原因は不明であること、④点眼薬だけでは完治しないこと、⑤完治させるためには、外科的治療が必要であること、⑥低いながら再発の可能性があることを伝えましょう。

　また、点眼薬で治らなかったことから、最初に診察した医師を責める患者さんがいますが、けっして、一緒に前医を責めないようにしましょう。

問題 Q71 難易度 ★★☆

出題者：日本大学医学部視覚科学系眼科学分野　正田千穂

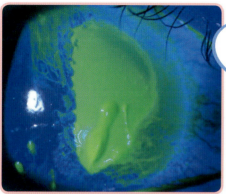

1週間前から目がゴロゴロしていましたが、今朝からは痛くて目が開けられません。普段は使い捨てのコンタクトレンズをしています。3年前に二重まぶたの手術をしました。

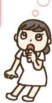

何だろう？
角膜の傷はコンタクトレンズによるものかしら？重瞼手術と関係があるのかもしれない。でも、手術が行われたのは3年前だから、かなり昔ね。

問題 Q72 難易度 ★★☆

出題者：十全記念病院眼科　末継哲行

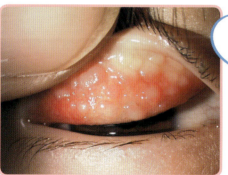

写真提供：丹羽奈緒美先生（名古屋市立大学大学院医学研究科視覚科学）

最近、子どもが「目がかゆい」といって、よく目をこすります。

何だろう？
上眼瞼をくるっとひっくり返して見てみると、あら、ぶつぶつがある……。

答え A71 結膜異物による角膜上皮障害

● どんな疾患か

角膜上皮障害には、フルオレセイン染色で細かい点状染色を示す「点状表層角膜症」と、一定の面積が濃染される「角膜びらん」があります。前者は比較的浅い上皮層の欠損で、後者は基底細胞を含む上皮全層の欠損とされています[1]。原因は、感染症やドライアイ、眼瞼疾患、物理化学的障害、外傷、糖尿病などの全身疾患など、多岐にわたり、診断には十分な問診と細隙灯顕微鏡を用いた角膜以外の眼所見の正確な把握が不可欠です。

本症例は霰粒腫手術の既往があり、上眼瞼を翻転させると角膜上皮障害の位置に一致した隆起性部位と結膜充血を認めました（図1）。同部位を切開すると縫合

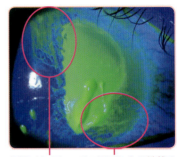

角膜びらんと、その周囲にある線状の
角膜上皮障害に注目！

- -

答え A72 春季カタル

● どんな疾患か

春季カタル（vernal catarrh）というと、春の季節だけに発症するイメージがありますが、実際は春から秋にかけて症状が悪化し、冬に症状が軽くなる傾向にあります。春季カタルはアレルギー性の結膜炎で、おもに5歳から思春期までの男子に多い疾患です。温暖で乾燥した地域に多くみられ、おもな症状は激しい目のかゆみ、痛み、充血、粘り気のある眼脂、視力低下などです。思春期を過ぎると自然に症状が軽くなり、25歳ぐらいまでにはほとんどの人が治ります。アレルギーの原因は、ダニ、花粉、ほこりなどのさまざまで、発症する人の3分の1にアトピー性皮膚炎があるとの報告もあります。また、新生児期に喘息や湿疹が

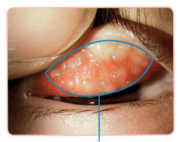

上眼瞼裏側の結膜のぶつぶつに注目！

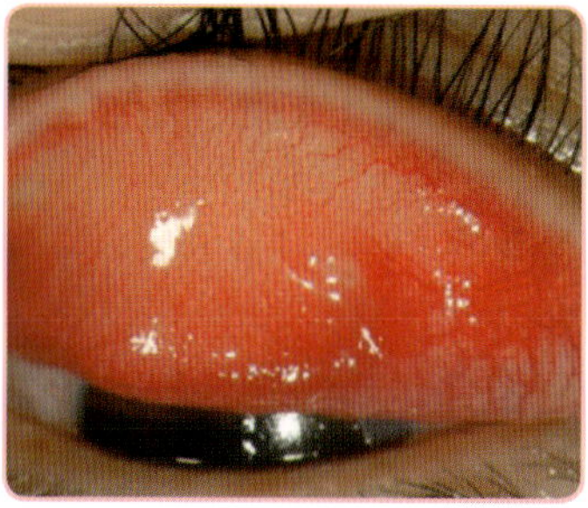

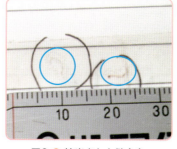

図1 ● 上眼瞼を翻転させた様子
角膜上皮障害の位置に一致した隆起性部位と結膜充血を認める。

図2 ● 摘出された縫合糸

糸が摘出され（図2）、その後は疼痛も消失し、角膜表面は1週間ほどで軽度の点状表層角膜症のみとなりました（図3）。角膜上皮障害の原因は、結膜異物（縫合糸の露出）だったのです。

あると、春季カタルになりやすいという報告もあります。

　春季カタルの発症にはⅠ型アレルギーが関係します。Ⅰ型アレルギーはダニ、花粉、ほこりなどのアレルギーの原因物質がIgEというY字型の蛋白質（抗体）とくっつき、目の粘膜にあるマスト細胞を刺激することで、ヒスタミンなどの炎症の原因となる物質が放出され、ひき起こされます。血液を流れる白血球の中で、好酸球、好塩基球が炎症の原因物質に呼び寄せられ、かゆみ、充血、浮腫などのアレルギー反応をひき起こします。春季カタルの患者さんの涙には好酸球が多く見られ、角膜障害との関係が報告されています。

　春季カタルの重症例では、上眼瞼裏側の結膜に石垣のような多数のぶつぶつ（乳頭）ができることが特徴です。春季カタルには、眼瞼型、輪部型（眼球型）、混合型の3つのタイプがあります（表1）。

　また、春季カタルが重篤な場合は、春季カタルでできた乳頭と角膜表面の摩擦が原因で角膜潰瘍となり、さらに、角膜に穴が開いて穿孔となる場合もあり、穿孔部分から細菌が眼内に侵入し、眼内炎で失明する場合もあります。また、角膜潰瘍底部が乾いた粘液に覆

結膜異物は患者さん自身で除去することが難しく、眼科スタッフによる適切な処置が必要となります。異物の種類は、砂、コンタクトレンズ、金属、まつげ、化粧品など、さまざまです。異物の存在部位は自然脱落しない上眼瞼結膜、とくに異物溝と呼ばれる上瞼板下溝が最も多いです。患者さんは、異物感、疼痛、結膜充血、眼脂などを訴えます。診察で異物の存在を確認できるかどうかが診断の大きなポイントで、フルオレセイン染色により容易に確認できます。とくに円蓋部結膜は最も深く、異物を見落としがちなため、異物の存在が明らかでない場合は、結膜を翻転させ、徹底的に観察するとともに、ガラス棒を瞼板と球結膜との間に挿入し、ゆっくりと上へ翻転させると異物が眼表

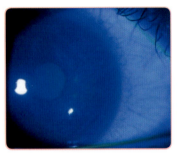

図3 ● 術後1週間
軽度の点状表層角膜症のみを認める。

表1 ● 春季カタルの病型

眼瞼型	上眼瞼裏側の結膜が多数の乳頭で覆われるタイプで、重症例は乳頭が大きくなる。炎症が治まると乳頭は小さくなるが、完全には消えず、痕が残る。最も患者数が多い
輪部型（眼球型）	角膜のすぐ外側の結膜部分に小さな粒状の膨らみができるタイプで、症状が長引き、悪化することがある
混合型	眼瞼型と輪部型の2つの特徴が同時に現れるタイプで、最も重症である

われると、そこにプラークができます。この場合は春季カタルの症状が治まっても角膜混濁が残ったり、成人後も視力低下が治らなかったりすることがあります。

● **治療**

治療には、アレジオン®点眼液0.05%（エピナスチン塩酸塩）、パタノール®点眼液0.1%（オロパタジン塩酸塩）、インタール®点眼液2%（クロモグリク酸ナトリウム）などの抗アレ

面に出てくることがあります。本症例のように異物が縫合糸の場合は、結膜を翻転させると異物が内部に埋没し、確認できないこともあるため、注意します。

● 治療

治療は、まずは異物除去です。除去には、綿棒や鑷子を用いますが、砂などの異物が多数認められる場合は、生理食塩水で十分に洗眼します。本症例のような結膜異物では、局所麻酔後に結膜を切開して異物を取り出します。異物除去後は感染予防がおもな治療となり、抗菌薬を点眼したり、眼軟膏を塗布したりします。

. . . .

ルギー薬や副腎皮質ステロイドを点眼します。効果が不十分な場合は、タリムス®点眼液0.1％（タクロリムス水和物）やパピロック®ミニ点眼液0.1％（シクロスポリン）などの免疫抑制薬を使用します。点眼治療で改善がみられない場合は、ステロイド懸濁液の瞼結膜下注射、結膜乳頭切除、角膜プラーク切除など、外科的治療を考える必要もあります。また、アレルギーの原因物質を特定し、回避、除去することも重要です。

患者説明の ポイント

春季カタルはアレルギー性結膜炎の重症なもので、放っておくと視力低下の原因となるため、まずはきちんと点眼薬で治療することを説明します。春季カタルは、思春期を過ぎると自然によくなるケースがほとんどですが、しばらくは定期的な眼科通院が必要であると患者さんに話しましょう。内科や小児科の検査でアレルギーの原因を調べ、アレルギー自体に対する治療も有効であることを伝えましょう。

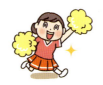

　異物除去により疼痛から解放されて、再診を受けないケースが多くみられます。通常、結膜異物による視機能への影響はほとんどなく、角膜上皮障害がみられる場合も異物除去により改善します。

　しかし、患者さんには、除去後も感染症や合併症のリスクがあることを十分に説明して、経過を観察することが大切です。目に異物が頻繁に入る可能性のある職種の患者さんでは、ゴーグルの着用を勧めます。

引用・参考文献

1）丸尾敏夫ほか編. 眼科当直医・救急ガイド. 東京, 文光堂, 2004, 325p, （眼科ガイドシリーズ）.

引用・参考文献

1）吉田晃敏ほか編. "結膜疾患". 現代の眼科学. 改訂第12版. 所敬監修. 東京, 金原出版, 2015, 98-100.
2）Jack, J. Kanski. "結膜". 系統的アプローチによる：カンスキー臨床眼科学. 原著第5版. 臼井正彦監訳. 東京, エルゼビア・ジャパン, 2005, 73-5.
3）大路正人ほか編. "春季カタル". 今日の眼疾患治療指針. 第3版. 東京, 医学書院, 2016, 290-2.
4）Peter Parham. "免疫系における過剰反応". エッセンシャル免疫学. 笹月健彦監訳. 東京, メディカル・サイエンス・インターナショナル, 2007, 311-40.

出題者：東京大学大学院医学系研究科感覚・運動機能医学講座眼科学助教　藤代貴志

問題 Q73　難易度 ★★☆

Hess 赤緑試験の結果

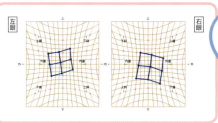

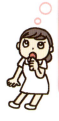

右眼をぶつけた後に物が上下に二重に見えます。右眼が凹んでいます。右の頬から唇がしびれ、目をぶつけた後に鼻血が出ました。

何だろう？
Hess 赤緑試験をすると右眼の上転方向の眼球運動障害がある。
目が凹んでいるのは目をぶつけたからかしら？

第2章 挑戦！疾患クイズ　Q73　Q74

出題者：大垣徳洲会病院眼科　桑山創一郎

問題 Q74　難易度 ★★☆

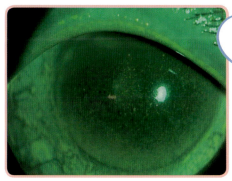

仕事を終えた後に家で寝ていたら、だんだん両眼が痛くなってきました。

何だろう？
仕事が関係しているのだろうか？
しかし、帰宅してから痛くなったのであれば、時間差がある。
目に異物が飛んできたわけではないのかな？

A73 眼窩吹き抜け骨折（右眼）

● どんな疾患か

眼球運動障害（Hess 赤緑試験で確認する）、複視（物が二重に見える）、眼球陥凹（目の落ち込み）、眼球運動痛、鼻出血、頬から上口唇のしびれなどが生じます。

● 治療

複視や眼球陥凹などの症状が強くなければ、手術をせずに様子をみます。経過をみて改善がなければ、早期に陥入した組織の整復を目的とした手術を行い、脱出した軟部組織と骨折した骨を元に戻します。

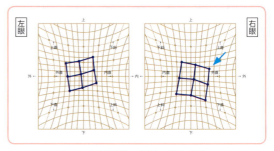

Hess 赤緑試験で右眼の上転方向の眼球運動障害がみられることに注目！

A74 電気性眼炎

● どんな疾患か

電気性眼炎は紫外線によって、ひき起こされる角膜の障害であり、障害の程度は軽症なものから重症なものまでさまざまです。角膜障害が軽症なものは「点状表層角膜症」と呼ばれる部分的な角膜上皮の損傷にとどまりますが、重症なものは角膜びらんをひき起こすため、激しい眼痛や開瞼困難を伴います。

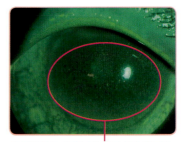

角膜表層に広がる無数の傷に注目！

私たちの日常生活で電気性眼炎を誘発し得るものは、殺菌灯や水銀灯、金属の溶接作業に伴う人工光源などです。また、これらに曝露してから発症するまでに、通常数時間の潜伏期を伴います。したがって、典型例であれば、日中の仕事で曝露した後、夕方から夜間にかけて徐々に発症し、眼痛や視力低下の出現とと

● 問診・検査のポイント

1）問診

　患者さんから外傷時の詳細な状況を聞きます。過去の外傷歴の有無も確認します。

2）CT検査

　眼窩部CTを撮影します。前額断面画像での撮影を行い、骨折した部分の確認と軟部組織の脱出の程度の評価をします。本症例では、右眼窩の下壁の骨折と軟部組織の脱出があります（図1）。

3）Hess赤緑試験

　眼球運動障害の有無と程度を確認するために行います。本症例の検査結果（写真）で右側の四角形は右眼の眼球運動を表します。本症例では、右眼の上直筋の力が弱まっていることが確認できます。

4）forced duction test（牽引試験）

　点眼麻酔をし、開瞼器で目を開いて、鑷子を用いて嵌頓が疑われる筋肉を直接引っ張り

もに救急外来を受診するケースがほとんどです。本症例の患者さんに昼間の行動について尋ねたところ、日中にまさに殺菌灯を取り扱う仕事をしていました。患者さんは痛みが出た日は、専用のゴーグルを装用せずに10分程度、直接その光源を見てしまったそうです。そして、帰宅後に症状が徐々に増悪し、救急外来を受診したわけです。

　診断は、前述のように患者さんの職歴や病歴の聴取と、フルオレセインの角膜染色により点状表層角膜症や角膜びらんなどの角膜上皮障害が確認できれば、確定されます。

　病態の中心は角膜上皮の障害であるため、おもな症状は眼痛、痛みによる流涙、結膜の充血、屈折障害による霧視、羞明、視力低下などです。

● 治療

　治療は角膜上皮の再生を円滑なものにするためのヒアレイン®点眼液0.1％（精製ヒアルロン酸ナトリウム）の点眼、二次感染予防として抗生物質の点眼薬のクラビット®点眼液1.5％（レボフロキサシン水和物）、眼軟膏のタリビッド®眼軟膏0.3％（オフロキサシン）を処方します。

a）眼窩吹き抜け骨折例 b）正常例

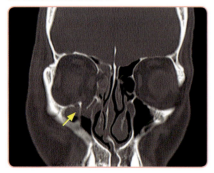 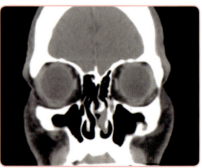

図1 ● 眼窩部CT画像

aでは右眼窩の下方の軟部組織の脱出がみられる。

写真提供：陳逸寧先生（さいたま赤十字病院）

　眼痛が激しい患者さんには、非ステロイド性抗炎症薬（non-steroidal anti-inflammatory drugs；NSAIDs）などの内服による鎮痛薬を処方してもよいかもしれません。なかには局所麻酔薬のベノキシール®点眼液0.4％（オキシブプロカイン塩酸塩）を希望する患者さんがいますが、局所麻酔薬の頻用は角膜上皮の再生を遅らせることがあるため、処方をしてはなりません。

● **治療後のフォロー**

　ほとんどの場合、電気性眼炎は前述の薬物治療により数日以内に完治するため、著しく症状が変化した場合に再受診してもらえばよいと思います。しかし、びらんが激しく、結膜浮腫を伴うほどに炎症所見が強い患者さんに関しては、回復に日数を要します。また、症状の改善が乏しいというケースもあります。そのような場合は、あらかじめ、もしくは後日受診してもらったときに、低濃度ステロイド点眼薬のフルメトロン®0.1％（フルオロメトロン）を追加処方します。

ます。抵抗があれば、筋肉の嵌頓があると判断します。

5) 眼球突出度測定

　ヘルテル眼球突出計を用いて、眼球陥凹により左右の眼球の突出度に差があるかを確認します。

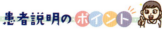

　目を強くぶつけて、目の周りの骨が折れた状態のことを「眼窩吹き抜け骨折」といいます。症状としては、複視、眼球陥凹、頬から唇の知覚障害、鼻出血などがみられます。けがをした後に鼻を強くかむと症状の増悪を招くことがあるため、控えてもらいます。
　手術が必要になることもあり、手術は全身麻酔で行います。手術で骨折した部分と脱出した軟部組織を元に戻すことで、複視、眼球陥凹、頬から唇の知覚障害の改善が期待できます。

第2章　挑戦！疾患クイズ Q73 Q74

● 雪眼炎とは

　さて、紫外線は地上に降り注ぐ太陽光にも含まれていますが、最も障害性の強い波長の紫外線はオゾン層ですべて吸収されます。しかし、殺菌灯などの人工物は、太陽光と同波長の紫外線を有します。また、それに次ぐ障害性を持つ波長の紫外線は地上まで到達するわけですが、通常、それだけでは角膜の障害にまでは至りません。これらが地上で反射を受ける際、その反射率は草や土で1～5％、コンクリートで7～18％ですが、新雪は88％を超えるとされています[1]。これにより惹起された角膜障害は「雪眼炎」と呼ばれ、別名「ゆきめ」と称されます。雪眼炎の自覚症状や検査、治療は電気性眼炎に準じます。

引用・参考文献

1）仁田正雄. 眼科学. 東京, 文光堂, 1968, 598p.

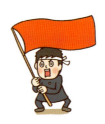

患者説明のポイント

　痛みだけでなく、視力低下がある場合、来院した患者さんは強い不安を感じているケースが多いです。そのため、傷が治ればたいていの場合、視力予後は良好であることを説明しましょう。もちろん遷延化する可能性についても話します。また、仕事で同じ作業をする際には、必ず専用の保護眼鏡などを装用して、目を守るように指導します。

引用・参考文献

1）髙村浩. "電気性眼炎". 眼科当直医・救急ガイド. 丸尾敏夫ほか編. 東京, 文光堂, 2004, 44-6, (眼科ガイドシリーズ).

問題 Q75 難易度 ★★☆

出題者：永田眼科　柴田真帆

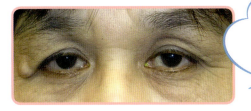

緑内障治療で点眼しているのですが、最近、何だか目がくぼんできたみたいです。

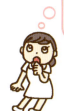

何だろう？
患者さんは78歳の女性だけど、上眼瞼を見てみると……。

問題 Q76 難易度 ★★☆

出題者：三重大学大学院医学系研究科臨床医学系講座眼科学講師　杉本昌彦

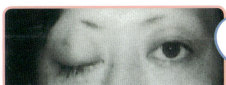
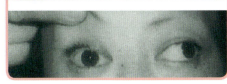

文献1より

数日前から右眼が開きません。目を開けると物が二重に見えます。頭も痛くて吐きそうです。

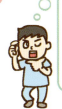

何だろう？
とても体調が悪そうだけど、このまま外来で待っていてもらっても大丈夫かしら？
具合が悪そうだから、目を離さないようにしておこう。

A75 上眼瞼溝深化

● どんな疾患か

上眼瞼溝深化（deepening of upper eyelid sulcus；DUES）は、上眼瞼溝が徐々に陥凹し、目がくぼんで見えるプロスタグランジン関連薬の副作用の一つです。発症とその程度は個人差が大きく、プロスタグランジン点眼薬を投与して数カ月で発症する人もいれば、数年点眼していても発症しない人もいます。

上眼瞼溝深化は薬剤の脂肪合成抑制による脂肪組織量の減少によるものと考えられていますが、加齢変化による脂肪減少と区別が難しい場合もあります。

● 患者さんへの対応

患者さんが外見上、目がくぼんでいることを気にしているようであれば、点眼薬の変更を考慮します。

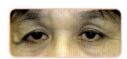

上眼瞼溝が陥没してきたら、投与している点眼薬に注目！

点眼薬変更

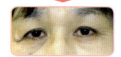

上眼瞼溝深化が軽快した。

患者説明のポイント

プロスタグランジン関連薬は全身的な副作用のあまりない薬ですが、上眼瞼溝深化が起こることがあります。

A76 脳動脈瘤に伴う動眼神経麻痺

● どんな疾患か

本症例は頭部精査の結果、内頸動脈 - 後交通動脈分岐部の脳動脈瘤を認め（図1）、脳神経外科を受診し、緊急手術となりました。動眼神経麻痺の原因は多岐にわたりますが、糖尿病などによる末梢神経障害や原因不明のものを除くと、頭蓋内疾患に由来する頻度は高いとされています[2]。

脳動脈瘤による神経や周辺の脳組織の圧迫に伴う症状は頭痛、眼筋麻痺（複視）、眼瞼下垂、瞳孔異常であり、これらは不全麻痺の形で出現する

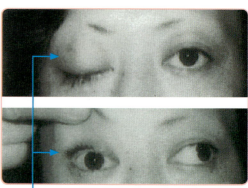

若年で急激に起こった片眼性の下垂に注目！
文献1より

問題

Q77

難易度 ★☆☆

出題者：市立秋田総合病院眼科科長　阿部早苗

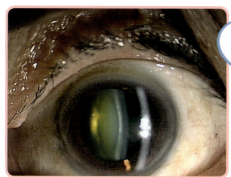

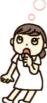

最近、物がかすんではっきりと見えなくなりました。明るい場所に行くと、まぶしくて……。

何だろう？
患者さんは79歳の男性だ。高齢の患者さんで物が見えなくなり、羞明があるようね。

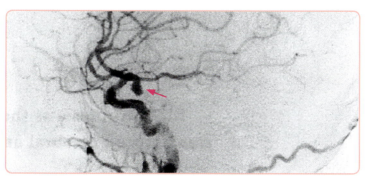

図1 ● 術前緊急脳血管造影検査所見
矢印部分は脳動脈瘤を示している。
文献1より

A77 白内障

● どんな疾患か

　白内障は瞳の奥にある水晶体が濁る疾患です。水晶体には網膜にピントを合わせるレンズの役割があります。白内障が進行するにつれて水晶体は硬くなり、色調が黄白色から茶褐色に変化していきます。

　白内障は加齢性のものがほとんどですが、先天性のものや糖尿病、アトピー性皮膚炎、ステロイド治療、放射線、外傷などに伴うものがあります。

　一般的な症状は「かすんで見える」というもので、「まぶしい」という訴えも多く聞かれます。これは水晶体の濁りがまだらなために、光が水晶体の中で乱反射して起こる症状です。

　写真のように水晶体の中心が濁るタイプの核白内障

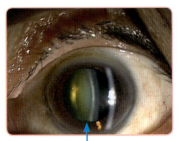

水晶体の濁りに注目！

ことも多いです。本症例はこれらのすべてが出現した完全麻痺であり、加えて**写真**では明らかではありませんが、瞳孔散大も認められました。頭痛の原因は腫瘍による周囲組織の直接圧排ではなく、瘤の増大に伴う動脈壁の拡張や微小出血であるとされています。

　くも膜下腔では、瞳孔運動に関係する副交感神経が動眼神経背内側部表層に分布するため、内頚動脈 – 後交通動脈分岐部脳動脈瘤などのくも膜下腔に位置する病変では、まず瞳孔異常が生じやすいです。動眼神経の完全麻痺は内頚動脈 – 後交通動脈分岐部脳動脈瘤で生じやすいとされており、本症例のようにすべての症候が認められた場合、脳動脈瘤を強く疑わなければなりません[3]。

● 脳動脈瘤の疑いがある場合

　頭蓋内の精査が必須です。総合病院であれば、緊急検査の手配と同時に脳神経外科などの専門科へのコンサルテーションの手続きが必要となります。場合により、検査を省略してコンサルトを行う必要もあるかもしれません。また、自施設でのこれ以上の精査が難しい場合、速やかに専門科のある他施設への紹介を行います。しかし、眼科外来での待機中

では近視傾向となるため、老眼鏡をかけなくても近くが見えるようになり、「老眼が治ったようだ」という患者さんもいます。

また、全体的に「黄色っぽい見え方」になります。濁った水晶体によって、波長の短い青い光が網膜に届きにくくなるためです。しかし、これらの変化はゆっくりと起こるため、患者さんが自覚していることはほとんどありません。

水晶体は加齢とともに濁るだけではなく、膨化していきます。膨化した水晶体により虹彩が前方に押し出されて、隅角が相対的に狭くなることがあります。眼軸が短い遠視の目では急性緑内障発作を起こすことがあり、注意が必要です。

● 治療

白内障治療の点眼薬は、初期の白内障の進行を抑制するために用いられます。そのため、白内障が進行して日常生活に支障が出た場合は、白内障手術を検討することとなります。

白内障手術は通常、局所麻酔で行います。2〜3mmの切開創を作製し、超音波を用いて混濁した水晶体を取り除きます。その後、水晶体嚢に人工の眼内レンズを移植します。

や検査中に急変を起こす可能性も十分にあるため、医師、スタッフが連携して、小まめな声掛けの実施などを行い、患者さんの動向に注意を払わなければなりません。

患者説明のポイント

眼瞼下垂はよく見られる疾患です。しかし、急激に発症し、頭痛などの症状を伴っているときは要注意です。頭部精査ならびに全身管理ができる施設への速やかな紹介が必要となります。また、診察室やクリニック内で急変を生じることもあります。患者さんから目を離さず、注意深い見守りが必要です。

最近では、従来からの「単焦点眼内レンズ」に加え、乱視を治療する「乱視矯正眼内レンズ（トーリック眼内レンズ）」や、ピントが合う距離が複数ある「多焦点眼内レンズ」といった付加価値レンズが用いられるようになってきました。

患者説明のポイント

　白内障は基本的に手術が唯一の治療法です。患者さんの自覚症状をふまえ、日常生活に支障がある場合は手術を検討します。

引用・参考文献
1）杉本昌彦ほか. 眼瞼下垂で発症した若年の未破裂脳動脈瘤の 1 例. 眼科臨床医報. 94 (9), 2000, 1117-20.
2）田中千彦ほか. 動眼神経麻痺の臨床的検討. 神経眼科. 12 (2), 1995, 177-82.
3）Bartleson, JD. et al. Minimal oculomotor nerve paresis secondary to unruptured intracranial aneurysm. Arch. Neurol. 43 (10), 1986, 1015-20.

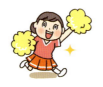

部位別 疾患 INDEX

部位	疾　患	難易度	問題番号	該当ページ
眼瞼	睫毛乱生	★	Q1	19
	下眼瞼内反症	★	Q2	19
	麦粒腫	★	Q10	29
	霰粒腫	★	Q24	57
	顔面神経麻痺（ベル麻痺）	★	Q55	121
	眼瞼下垂（単純型先天眼瞼下垂）	★	Q68	145
	腱膜性眼瞼下垂症	★★	Q13	37
	上眼瞼皮膚弛緩症	★★	Q16	41
	上眼瞼溝深化	★★	Q75	169
	脂腺がん	★★★	Q12	33
	睫毛ケジラミ寄生症	★★★	Q40	89
	ヘルペス性眼瞼炎	★★★	Q45	101
	偽眼瞼下垂	★★★	Q49	109
結膜	結膜下出血	★	Q14	37
	結膜結石	★	Q36	81
	結膜弛緩症	★	Q37	85
	翼状片	★	Q39	89
	流行性角結膜炎	★★	Q8	25
	細菌性結膜炎	★★	Q19	49

部位	疾　患	難易度	問題番号	該当ページ
結膜	アトピー性角結膜炎	★★	Q21	53
	クラミジア結膜炎	★★	Q30	69
	結膜嚢胞	★★	Q66	141
	春季カタル	★★	Q72	157
	瞼裂斑	★★	Q23	57
	上強膜炎	★★★	Q22	53
	悪性リンパ腫	★★★	Q34	77
角膜	角膜デルモイド	★	Q31	73
	角膜びらん（コンタクトレンズ眼症）	★	Q33	77
	角膜鉄片異物	★	Q67	145
	単純ヘルペス角膜炎	★★	Q4	21
	円錐角膜	★★	Q25	61
	帯状角膜変性	★★	Q44	97
	結膜異物による角膜上皮障害	★★	Q71	157
	電気性眼炎	★★	Q74	163
	アベリノ角膜ジストロフィ	★★★	Q5	23
	蚕食性角膜潰瘍(モーレン角膜潰瘍)	★★★	Q9	29
	水疱性角膜症	★★★	Q15	41
	アカントアメーバ角膜炎	★★★	Q20	49

部位別 疾患 INDEX

部位	疾　患	難易度	問題番号	該当ページ
視神経（緑内障性を含む）	血管新生緑内障	★	Q6	23
	偽落屑症候群	★★	Q26 Q35	61 81
	牛眼（先天緑内障）	★★	Q32	73
	急性閉塞隅角緑内障	★★	Q42 最終問題	93 179
	視神経炎	★★★	Q57	125
	虚血性視神経症	★★★	Q58	125
涙道・涙液	ドライアイ	★	Q18	45
	急性涙嚢炎	★★	Q7	25
	鼻涙管閉塞	★★	Q11	33
	涙小管炎	★★★	Q70	151
眼窩・外眼筋	調節性内斜視	★	Q28	65
	間欠性外斜視	★	Q69	151
	甲状腺眼症	★★	Q27	65
	眼窩脂肪ヘルニア	★★	Q38 Q50	85 109
	眼窩蜂巣炎	★★	Q59	129
	眼窩吹き抜け骨折	★★	Q73	163
	脳動脈瘤に伴う動眼神経麻痺	★★	Q76	169
	眼窩腫瘍	★★★	Q29	69

編者紹介

安川力 やすかわ・つとむ

名古屋市立大学大学院医学研究科視覚科学准教授

1993 年　京都大学医学部医学科卒業
1994 年　北野病院
2000 年　京都大学大学院医学研究科視覚病態学助手
2000 年　ライプチヒ大学（ドイツ）留学
2004 年　倉敷中央病院
2005 年　名古屋市立大学大学院医学研究科視覚科学助手
2007 年 4 月より現職

日本眼科学会眼科専門医
臨床研修指導医
PDT 認定医

● 専門
網膜硝子体疾患、加齢黄斑変性病態研究、眼科ドラッグデリバリーシステムの開発

● 趣味
スクーバダイビング、マラソン、描画

編者からの最終問題だ！

難易度 ★★☆

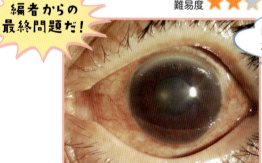

目の奥が痛くて、吐き気がします。

何だろう？眼脂はないし、異物が入っている感じではないわ……。あっ、充血、中等度散瞳、それに対光反射消失がみられるわ！

答えは 178 ページの赤字部分だ！

本書は小社刊行の雑誌『眼科ケア』第15巻4号〜第17巻3号「目を見て当てよう！疾患クイズ」
と第17巻4号〜第19巻3号「写真・検査結果を見て当てよう！疾患クイズ Z」をまとめて大幅
に加筆・修正し、単行本化したものです。

目の疾患クイズ 77
―写真・検査結果・主訴から解く

2018年4月5日発行　第1版第1刷

編　集　安川 力

発行者　長谷川 素美

発行所　株式会社メディカ出版
　　　　〒532-8588
　　　　大阪市淀川区宮原3-4-30
　　　　ニッセイ新大阪ビル16F
　　　　http://www.medica.co.jp/

編集担当　大谷のり子
編集協力　加藤明子
装　　幀　藤田修三
イラスト　中村恵子／藤井昌子
印刷・製本　株式会社廣済堂

© Tsutomu YASUKAWA, 2018

本書の複製権・翻訳権・翻案権・上映権・譲渡権・公衆送信権
（送信可能化権を含む）は、（株）メディカ出版が保有します。

ISBN978-4-8404-6158-0　　Printed and bound in Japan

当社出版物に関する各種お問い合わせ先（受付時間：平日9：00〜17：00）
●編集内容については、編集局 06-6398-5048
●ご注文・不良品（乱丁・落丁）については、お客様センター 0120-276-591
●付属の CD-ROM、DVD、ダウンロードの動作不具合などについては、
　　　　　　　　　　　　　　　　　　デジタル助っ人サービス 0120-276-592